AF458594

SOUVENIRS

MÉDICO-PHILOSOPHIQUES.

Au Mans, Imp. de Fleuriot, rue de la Préfecture, 21.

SOUVENIRS

MÉDICO-PHILOSOPHIQUES,

D'UN MÉDECIN DE PROVINCE,

SUIVIS D'OBSERVATIONS;

PAR A.-F. MORDRET,

DOCTEUR EN MÉDECINE DE LA FACULTÉ DE PARIS, DOYEN DES MÉDECINS DE L'HOPITAL DU MANS, PROFESSEUR DU COURS DÉPARTEMENTAL D'ACCOUCHEMENT, DIRECTEUR GÉNÉRAL DES VACCINATIONS DE LA SARTHE, MEMBRE DE LA COMMISSION DE SALUBRITÉ ET DE PLUSIEURS SOCIÉTÉS SAVANTES.

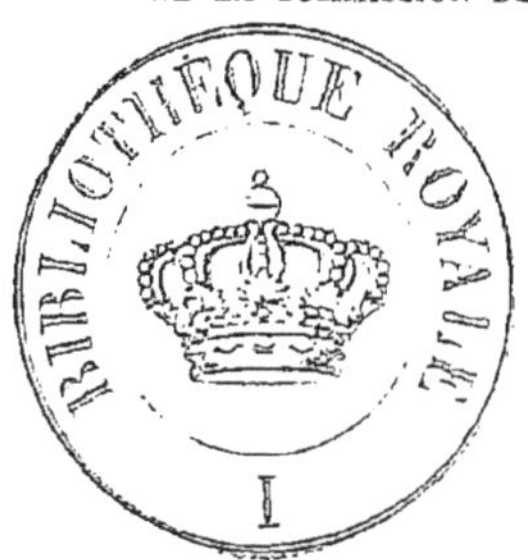

In theoriâ et praxi veritas.

PARIS,
CHEZ J.-B. BAILLIÈRE,
LIBRAIRE DE L'ACADÉMIE ROYALE DE MÉDECINE,
RUE DE L'ÉCOLE DE MÉDECINE, 17.

1845.

AVERTISSEMENT.

Chirurgien militaire à 22 ans, parti pour la grande armée en avril 1804, j'ai fait les pénibles et glorieuses campagnes de l'empire, soit dans le nord, soit dans la péninsule. J'ai passé onze années de ma plus belle jeunesse dans les hôpitaux, les ambulances ou sur les champs de bataille que les officiers de santé n'abandonnaient alors que pour s'exposer à des dangers plus grands encore : ceux de la contagion au milieu des mourants et des morts. J'ai partagé toutes les misères, toutes les privations attachées à la guerre désastreuse que l'empereur portait presque partout. J'ai vu de près la douleur, les maladies graves, les épidémies contagieuses, le typhus et la mort frapper de nombreuses victimes.

. . . . Crudelis ubique
Luctus, ubique pavor, et plurima mortis imago. (*Virg.*)

Licencié après la déplorable campagne de *Waterloo*, je rentrai au foyer natal (1815). Peu de temps après, je fus nommé médecin de l'hôpital du Mans, du bureau de charité et de la Société maternelle ; fonctions gratuites que je continue et que je désire conserver autant que mes forces me le permettront. Dès-lors, pour me reposer des rudes travaux de l'armée, je consacrai tous mes instants à l'exercice de la médecine civile, dont le produit a toujours à peine suffi pour couvrir mes modiques dépenses. J'ai néanmoins vu beaucoup de malades ; mais j'ai plus souvent visité l'asile de la misère que celui de l'opulence, j'ai plus soigné de pauvres que de riches ; j'en suis fier. Dois-je l'avouer? j'ai rencontré beaucoup d'ingrats dans toutes les classes. J'ai aussi vu et apprécié beaucoup de choses, soit dans les rapports des malades avec les médecins, soit dans les relations de ces derniers entre eux, qui m'ont fait regretter plusieurs fois la médecine militaire, si noble et si désintéressée, qu'on peut dire qu'elle est un sacerdoce pur de toute simonie. Le médecin d'armée n'a d'autres pensées que celles de soulager et voir guérir les infortunés confiés à ses soins. Il est fier de ses succès comme le soldat l'est d'une belle action ; c'est dans son cœur qu'il trouve la récompense des services qu'il a rendus.

Ces rapports, ces relations ne m'ont pas toujours semblé militer en faveur de la dignité médicale, ni de la considération due à notre ministère. Mais il est affligeant de le penser, c'est presque partout de même, c'est un désolant progrès de la civilisation; chacun veut se mettre à la place d'un autre, et les hommes que le *hasard* ou le *savoir faire* a placés haut dans notre échelle ne sont pas les derniers à en donner l'exemple.

Jeune médecin, ayant mon chemin à faire, je n'ai jamais célé ma pensée sur les difficultés morales et physiques de notre profession, et j'ai souvent déploré de ne pouvoir me rendre compte du mode d'action de la plupart de nos moyens thérapeutiques. Aussi, ai-je toujours, autant que je l'ai pu, *garé* mes malades de cette chimiatrie, derrière laquelle certains médecins cachent leur impuissance. Je n'ai jamais craint, non plus, d'accuser mes revers, de signaler mes erreurs, de les consigner même, bien convaincu qu'on pouvait en profiter, et on le faisait quelquefois à mon détriment.....

Maintenant, vieux praticien, n'ayant besoin ni de faire ma réputation, ni d'augmenter ma clientèle, à laquelle mon âge ne me permettrait plus de répondre, je puis encore, et *à fortiori*, parler sans crainte et communiquer librement et consciencieusement les souvenirs d'une assez longue expérience.

J'ai peu lu, parce qu'en province les ressources manquent pour la littérature médicale, et que, d'ailleurs, la clientèle, celle des indigents surtout, laisse toujours trop peu de loisirs à consacrer à l'étude.

J'ai peu consulté les anciens, comme on pourra s'en convaincre, parce que, mes premières études classiques ayant été tronquées pendant la tourmente révolutionnaire, la langue dans laquelle ils ont écrit ne m'est pas assez familière pour les bien interpréter. Je n'ai donc pu lire que quelques traductions. Néanmoins, j'ai plus lu, vu et retenu, que je ne veux ni ne puis consigner dans cette brochure, composée, en quelque sorte, de souvenirs, d'observations le plus souvent faites au lit de la douleur....

Exposer le plus sommairement possible ces souvenirs, tel est le but de ce faible travail dont presque tous les matériaux dormaient depuis plus de vingt ans dans mes cartons. Ils n'en seraient probablement jamais sortis, si des confrères amis, auxquels le hasard m'en a fait communiquer divers fragments, ne m'avaient persuadé qu'ils vaudraient quelque chose en les élaborant et en les réunissant en un petit volume. J'ai eu la faiblesse, alors, de céder au désir de faire aussi gémir la presse et de m'exposer, comme tant d'autres, bien plus capables que moi, à la critique plus ou moins sévère des aristarques qui auront le courage de me lire....

En 1817, je lus, dans plusieurs séances successives de la Société royale d'agriculture, sciences et arts de la Sarthe, un mémoire manuscrit, ayant pour titre : *Coup-d'œil psycho-physiologique sur la vie.* J'ai aussi tiré de ce travail inédit plusieurs documents qui, bien qu'entachés de *vétusté*, ne m'en ont pas moins servi.

Mon livre contient treize chapitres dans lesquels, après avoir dit quelques mots sur la position sociale du médecin civil, soit dans ses rapports avec les malades, soit dans ses relations avec ses confrères, j'ai rappelé sommairement le développement de la vie dans la matière, et sa persistance en raison de la complexité de l'organisation ; j'ai exposé ce que je pense sur la prétendue identité du fluide électrique avec le fluide nerveux ; quelques considérations sur l'état normal, sur l'état pathologique qui ne peut se comprendre sans trois conditions ; j'ai tracé généralement ces trois conditions, bien que chacune d'elles ne puisse exister sans les deux autres.

Insensiblement conduit à la fièvre typhoïde, j'ai du dire ce que je pense de sa contagion et comment, développée quelquefois sporadiquement, elle peut, ainsi que beaucoup d'autres affections développées de même, revêtir le caractère contagieux. J'ai du dire aussi un mot sur l'état épidémique considéré généralement, en tant que cause de maladie, c'est-à-dire, que j'ai cherché à séparer cet état de l'atmosphère, comme cause de maladie, de la maladie elle-même. J'ai appelé l'attention des praticiens sur les différentes phases que présente cet état pendant sa durée. Ces phases m'ont semblé assez bien tranchées et assez importantes, pour que le médecin en tienne compte dans le traitement des sujets atteints durant la constitution épidémique. J'ai ensuite dit un mot sur les progrès incessants de la médecine, qui est appelée à prendre rang parmi les sciences exactes ; alors, peut-être un jour, les systèmes, dont la science tire toujours quelques avantages, cesseront pour faire place à des lois. J'ai terminé cet opuscule en jetant un coup-d'œil rapide sur la civilisation actuelle, son influence sur la santé, la constitution, la longévité et les générations futures. J'ai fait suivre ce travail de quelques observations, tirées de ma pratique, qui m'ont paru offrir assez d'intérêt pour y être consignées.

Si mon livre contient quelques vérités, quelques bonnes choses, quelques réflexions justes, ceux qui auront la patience de le lire se convaincront facilement qu'il ne contient rien de neuf, et que je n'ai aucun mérite en publiant des souvenirs qui ne sont que le fruit de mes études et de mes observations. Ainsi tout ce que ce volume renferme de faible ou de mauvais, ne peut être imputé qu'à moi seul et à ma manière, peut-être vicieuse et peu logique, de voir et de juger les faits.

SOUVENIRS

MEDICO-PHILOSOPHIQUES.

CHAPITRE PREMIER.

QUELQUES RÉFLEXIONS SUR LA POSITION SOCIALE DU MÉDECIN DANS SES RAPPORTS AVEC LES MALADES ET AVEC SES CONFRÈRES.

SECTION PREMIÈRE.

Plusieurs faits consignés dans les anciens, comme chez les modernes, ceux dont j'ai été témoin dans les hôpitaux, soit à l'étranger, soit en France, ceux dont j'ai pu constater la valeur pendant une pratique civile et militaire de plus de quarante ans, enfin bon nombre d'observations consignées dans mes cartons que je me plais à consulter souvent, n'ont pas peu contribué à jeter de la tristesse et de l'incertitude dans mon esprit, et j'ai souvent senti, au fond de mon cœur, combien le médecin est à plaindre quand ses efforts ne sont pas couronnés de succès, et combien sont ingrats ceux qui oublient ou méconnaissent les services qu'il leur a rendus ou voulu leur rendre.... Oh! si le malade avait la conscience des obstacles que doit vaincre le médecin avant, pendant et après ses études médicales ! S'il connaissait tous les dégoûts, tous les dangers auxquels il est exposé ! S'il savait toutes les difficultés qu'il éprouve pour acquérir l'instruction nécessaire, avant d'obtenir un grade honorable qu'on ne lui confère qu'après cinq années de travaux arides ! S'il réfléchissait qu'ensuite ce jeune médecin passe toute sa vie à l'étude et au milieu des malades, des mourants et des morts dont il ne consulte les restes inanimés que pour se rendre plus utile encore aux générations futures ; je le demande, croirait-il être quitte envers lui, en lui donnant quelques pièces de monnaie pour honoraires que, quelques fois encore, on a la *bassesse* de lui contester ? Il l'entourerait au contraire de toute sa vénération, de toute sa reconnaissance en le plaçant, dans son esprit, au premier degré de l'échelle philanthropique. L'homme de l'art n'aurait plus à gémir aussi souvent en pensant à l'ingratitude. On cesserait alors de le considérer comme un être vénal, auquel on ne doit plus rien, quand on lui a compté son salaire. Affligeante pensée ! pourquoi faut-il que la plus noble des professions, qu'on devrait considérer comme un sacerdoce, soit si souvent réduite à marcher de niveau avec l'industrialisme, et que, dans ce siècle de lumières, de progrès, le médecin qui veut réussir ait souvent plus besoin de *savoir faire* que de véritable savoir !

SECTION II.

Si à ces pénibles réflexions, qui ne sont pas neuves, nous ajoutons celles que devrait se faire le jeune médecin qui va se livrer à l'exercice de sa profession ; si nous lui disions toutes les difficultés qu'il devra vaincre encore ; combien de nouvelles études lui restent à faire au lit de douleur pour asseoir son jugement!... Elève, il jurait, le plus souvent, *in verbum magistri*, maintenant il lui faudra voler de ses propres ailes, marcher seul à travers des écueils sans nombre et qui se succèderont incessamment, pour ainsi dire, à chaque pas qu'il fera dans sa laborieuse carrière. C'est alors qu'il apprendra seul combien la marche insolite et variée de la nature, dans la présentation des phénomènes morbides, peut rendre difficile son diagnostic, et combien de fois le médecin consciencieux qui, pour être utile, veut se rendre compte avant d'agir, doit se trouver embarrassé dans l'appréciation et le choix des moyens à opposer aux désordres de la vie! n'est-ce pas alors qu'il devra rappeler à sa mémoire ce premier et immortel aphorisme du *divin vieillard*, aphorisme qui renferme tant de préceptes dont le souvenir augmente si souvent notre embarras au lit du malade? A moins d'être de l'infiniment petit nombre de ces savants profonds qui, doués d'un génie supérieur, devinent, pour ainsi dire, ce que la science et la nature ne peuvent leur apprendre, ou alors comme cette masse de médecins jamais embarrassés et qui, pour paraître savants et utiles, assurent avec audace, *audaces fortuna juvat*, connaître la cause du désordre vital et formulent, presque toujours au hasard, une prescription telle qu'elle, dont le pharmacien tire souvent plus de profit que le malade; à moins de cela, dis-je, qu'osera-t-il faire, s'il est consciencieux et s'il ne veut pas agir sans guide? et cependant s'il ne fait rien, si par prudence il temporise pour étudier son malade, on l'accuse souvent d'ignorance, et ceux mêmes auxquels la dignité de la profession devrait faire un devoir sacré de louer sa réserve, sa prudence, de le protéger avec bienveillance, cherchent à profiter de sa disgrâce pour y ajouter encore, en insinuant adroitement et avec un air de candeur et de bonhomie, *qu'on a peut-être trop attendu*, quand ils sont pénétrés du contraire.... D'autres fois, non moins habiles, ils font plus encore. Pour se donner plus d'importance et faire croire qu'ils sont supérieurs, *ils posent* avec suffisance, écoutent avec un air de bienveillance le jeune, souvent même le vieux confrère, faire l'exposé de la constitution du sujet, du commémoratif, des phénomènes observés, du caractère et de la nature de la maladie; enfin du traitement suivi pour s'opposer aux désordres de la vie; ensuite après un moment d'*apparente méditation* pour trouver un moyen, souvent omis avec intention de la part du médecin ordinaire, ils s'adressent au confrère en lui disant : avez-vous employé tel remède? sur la réponse négative, ils semblent surpris, hochent légèrement la tête et demandent à se retirer pour délibérer sur l'état du malade et sur les nouveaux moyens à mettre en usage. Que doivent penser alors sur le compte de leur médecin, les parents, et même le malade, s'il conserve sa raison?.... Mais le trait est décoché ; malheur à celui qui en est atteint, s'il part d'une main habile.

Mais aussi, et nous devons le dire, combien de jeunes médecins de leur côté, pressés d'arriver avant que le temps et l'expérience les ait fait connaître et apprécier, ont la maladresse de blâmer et souvent d'accuser d'ignorance ceux qui les ont précédés dans la carrière, qui même ont dirigé leur entrée dans le sanctuaire de la science ! A peine arrivés, encore couverts de la poussière des bancs de l'école et fiers de leurs succès scolastiques, qui, sans aucun doute, militent en leur faveur, rien ne leur semble impossible, la médecine doit tout guérir ; les maladies qui se terminent par la mort ont presque toujours été mal connues, mal traitées ; on les appelle toujours trop tard.... Sont-ils appelés les premiers ? le plus souvent ils ne voient que des maladies graves dans les affections les plus simples, comme s'ils spéculaient sur les craintes qu'ils inspirent, pour asseoir leur réputation : car, si le malade meurt, ils l'avaient prévu ; s'il guérit, alors les commères et les prôneurs embouchent la trompette de la renommée....

Souvent ils ajoutent à ce *tintamare* un autre moyen non moins blâmable ; ils se font à propos dévots ou hommes politiques : deux ressources puissantes dont ils tirent parti aux dépens de leurs modestes confrères qui n'ont pas comme eux le courage de ce savoir-faire... On doit encore leur savoir gré, quand ils ne s'oublient pas au point de se faire conduire clandestinement chez les malades de leurs confrères qu'ils ne manquent jamais de déprécier.

CHAPITRE II.

PRINCIPE, MATIÈRE, MOUVEMENT.

Si dans les sciences philosophiques, à l'idée *principe* ou *cause première*, on rattache intuitivement celle d'une intelligence infinie dont la puissance ternaire, *volonté*, *but*, *moyen*, embrasse et gouverne tout; à l'idée effet, on ne rattache pas moins celle de cette même cause, de cette toute-puissance que nous ne pouvons apprécier, et qui ne se révèle à l'homme qu'en lui donnant des preuves incessantes de son existence et de son immuable volonté (*in eo movemur et sumus*). Aussi, ne voyons-nous jamais que des effets dont l'admirable harmonie ne peut pas être mieux comprise que la cause qui la produit. En effet, comment comprendre ce lien invisible, universel, qui maintient les différentes molécules de la matière dont se composent, non seulement tous les corps qui roulent majestueusement leur masse dans l'immensité de cet univers incommensurable (dont, comme l'a dit Pascal, le centre est partout et la circonférence nulle part) ; mais encore tous les êtres organisés qui fourmillent à la surface de ce globe que nous habitons? Tous, cependant, tirent de son sein et de son atmosphère les éléments qui forment leur trame, leurs tissus.... Comment comprendre l'arrangement de ces mêmes molécules spécialement modifiées pour donner à chacun d'eux, *minéraux*, *végétaux*, *animaux*, une forme, une manière d'être si différente et qui constitue leur nature intime! Comment comprendre cet esprit, ce souffle de la vie, principe de toutes les existences, cette modification vitale dont jouit la matière, seulement chez les êtres organisés ; cette essence mystérieuse qui, sous l'influence du calorique et de l'humidité, produit dans l'œuf, dans la graine, ce mouvement occulte et éternel de la matière, mouvement qui la modifie, la fait se développer, croître, se reproduire incessamment? Comment comprendre cette dernière et toute divine modification à laquelle sont soumises ces mêmes molécules pendant qu'elles restent sous l'influence de l'animation, de cette pensée, de ce *moi* qui les rend propres à recevoir ce feu sacré de l'intelligence, qui fait que l'homme, si supérieur à tous les êtres de la création, s'élève et s'incline à l'idée de son créateur? Comment enfin pourrions-nous comprendre toutes ces merveilles quand il ne nous est pas donné de connaître cette essence divine, cette volonté éternelle, qui, préexistante à toute organisation, gouverne, dirige tout, et qui ne serait rien pour nous sans la matière modifiée? Ce principe, ce mouvement vital est donc inhérent à la matière organisée, car c'est lui seul qui la modifie et la fait passer par tous les anneaux de la chaine zoologique. Attaché à la matière, en tant qu'il la modifie, il veille à sa conservation organique pour l'abandonner, quand il le jugera convenable, aux simples lois de l'attraction; car, ce principe (ou mieux cette volonté, cette intelligence divine) existait sans doute avant la matière qu'il ne modifie que pour en être lui-même modifié. Il y a, comme on le dit, corrélation entre eux; la matière resterait brute et atomique sans l'action de ce principe; c'est donc lui qui se développe dans les êtres organisés, plantes, animaux, hommes, et qui, modifié à son tour, constitue, comme nous venons de le dire, la différence de leur nature. Le principe de la vie et la matière agissent donc de concert l'un sur l'autre; c'est donc leur harmonie parfaite qui constitue, chez les êtres organisés, l'état normal, et chez l'homme cet état est physique ou moral. Si une cause quelconque empêche l'esprit, le principe de la vie, l'âme enfin, de modifier convenablement la matière, ou si la matière ne peut plus être modifiée, tous les deux se séparent et l'âme retourne à son origine, tandis que la matière se disgrège pour reprendre son état élémentaire. Tels sont les effets d'une cause initiale, inconnue, mais indubitable! (On ne peut douter que l'organisation, résultat d'une synthèse, ne pourrait avoir lieu si les molécules atomiques de la matière n'étaient rapprochées par une cause quelconque dont nous n'avons aucune idée et dont les lois sont encore à trouver.) Contentons-nous de les étudier, d'en apprécier les résultats, la coordination, l'harmonie dans les infiniment petits comme dans les infiniment grands ; inclinons-nous devant l'éternel et disons : l'impulsion est donnée, le mouvement, effet de la volonté divine, est universellement répandu dans la matière ; il ne peut ni changer, ni s'arrêter, et tout « est soumis à ses lois, éternelles comme ce Dieu qui l'a créé. »

Dans les sciences physiques, les choses sans être bien différentes, peut-être, sont mieux comprises. Elles sont plus à notre portée, parce que les idées nous viennent d'objets qui sont appréciables par les sens. Ainsi, par exemple, *longueur, largeur, épaisseur* ou *profondeur*, offrent à la pensée l'idée complexe, corps, matière, forme, qui tombent sous les sens. Or, comme un corps est toujours soumis aux lois physiques, qu'il peut être mû, qu'il peut agir, frapper ou être frappé, l'idée cause révèlera toujours, dans notre esprit, celle d'action produite par un corps ou fluide, pondérable ou impondérable, sur un autre corps ou fluide quelconque. Enfin l'idée effet ne pourra non plus se comprendre sans la rattacher à celle de cause et d'action. Ces trois conditions, dont l'une ne peut exister sans les deux autres, se présentent à la pensée sans que nous en fassions la remarque, et offrent toujours à l'esprit une idée complexe ternaire.

Ces vérités sont si *triviales* qu'il serait oiseux de les rappeler, si elles ne devaient conduire à mon sujet.

CHAPITRE III.

ATTRACTION, PUISSANCE VITALE, PERSISTANCE DE CETTE PUISSANCE DANS LA MATIÈRE ORGANISÉE.

Une force encore inconnue, l'attraction (1), exerce ses lois sur tout l'univers, maintient l'harmonie des corps célestes, et réunit entre elles les molécules les plus subtiles de la matière, pour en former les trois grands règnes de la nature, minéraux, végétaux, animaux. Dans les minéraux, encore regardés comme

(1) Bernard de Palissy ayant remarqué que certaines substances abandonnées à elles-mêmes ont de la tendance à se rapprocher, donna, à cette force, le nom d'attraction dont le célèbre Newton découvrit les lois en 1687. (Discours admirables de la nature des eaux et fontaines tant naturelles qu'artificielles, des métaux, des sels, des salines, des pierres, des terres, du feu et des émaux, avec plusieurs autres excellents secrets des choses naturelles. 1580.)

des corps inorganiques, les molécules de la matière, seulement soumises aux lois de l'attraction, se disgrégeraient si elles cessaient d'être un instant sous son empire, pour retourner à leur état élémentaire de vapeur, d'éther, sans doute, car leur extrême divisibilité les rendrait toujours inappréciables à nos sens trop imparfaits pour arriver à leur étude. Dans les corps organisés, ces mêmes molécules obéissent en outre à une autre puissance, tout aussi incompréhensible que l'attraction, et qui leur fait éprouver une foule de modifications qu'elles ne subissent pas dans les corps bruts. Ceux-ci, dépourvus de cette puissance organisatrice, n'éprouvent aucune sensation; aucun mouvement intestin ne veille à leur conservation, à leur accroissement qui ne se fait que par juxtaposition, stratification; tandis que les êtres organisés vivent, absorbent, croissent et se reproduisent, soit sur le lieu témoin de leur premier développement, soit transplantés ou transportés sur un autre sol.

C'est cette force enfin, cette puissance assimilatrice dont nous ne jugeons que par ses résultats, qui anime leurs molécules, les tient incessamment en mouvement, y développe et y entretient le calorique et l'humidité nécessaires à leur conservation souvent par les froids les plus rigoureux.

C'est ainsi que quelques cryptogames, les mousses par exemple, peuvent après bon nombre d'années de dessication, reprendre vie en les mettant dans des conditions convenables; que certains batraciens (le crapaud surtout) tellement engourdis par le froid qu'on les croirait entièrement gelés, reprennent vie en les réchauffant graduellement..... Cette force qui développe le mouvement, la vie qui n'est que son produit, qui organise la matière, semble exercer sa puissance en raison *inverse* et *directe* de cette organisation; car, plus cette dernière est complexe, plus l'ensemble organique est compliqué, plus la vie y est active, tant au moral qu'au physique, plus long-temps aussi elle adhère à la matière, *vicè versâ.* Dans la chaîne zoologique, n'est-ce pas l'animal le plus complexe qui a le plus de besoins, le plus d'intelligence? il a aussi plus de longévité, parce qu'il met plus de temps pour arriver à son entier développement, à cet état de maturité qui le rend propre à se reproduire. Ainsi, dans la grande classe des vertebrés, à système nerveux cérébro-spinal, chez les espèces mammifères, celles surtout qui se rapprochent le plus de la nôtre, le lien vital maintient beaucoup plus long-temps réunies les différentes molécules de la matière, et l'intelligence et la longévité sont généralement en proportion de l'anneau qu'occupe l'espèce dans la chaine animale. Si nous descendons vers les anneaux inférieurs, ceux des invertébrés, par exemple, qui n'ont que le système nerveux ganglionaire, lequel va toujours en faiblissant jusqu'au polype, l'organisation est de moins en moins complexe, les molécules de la matière, peu denses, peu rapprochées, sont, pour ainsi dire, moins azotées, moins animalisées, moins élaborées, et leur disgrégation ne se fait pas autant attendre. Plus l'espèce est incomplexe, plus tôt les individus sont arrivés à leur entier développement et plus tôt aussi ils peuvent reproduire. Comme la nature semble n'avoir pour but principal que la conservation des espèces, les individus des classes inférieures disparaissent le plus souvent, les mâles après l'acte de la fécondation, les femelles après la ponte. (Coléoptères, diptères, lépidoptères.) Il en est même dans cette dernière classe, dont la vie est si courte, par rapport à nous, qu'ils naissent, croîssent, se reproduisent et meurent dans quelques heures (Ephèmères). Si nous descendons encore plus bas, nous verrons les sexes, séparés dans les classes supérieures, réunis sur un même individu, (hermaphrodisme, androgynie) qui cependant ne peut se féconder sans le secours d'un autre sujet de son espèce (les limaçons parmi les mollusques gastéropodes, les lombrics parmi les annélides). Enfin nous arriverons, en descendant de plus en plus bas, à cette classe d'êtres où les molécules de la matière sont si peu organisées, qu'ils sont pulpeux et sans consistance. Là, il ne peut plus y avoir de copulation, la génération, comme chez certains végétaux, ne se fait plus que par boutures ou par bourgeons, seul moyen de conservation pour les espèces animales les plus infimes (les polypes), qui se multiplient à tel point qu'ils sont les plus nombreux sur la terre, et que leurs débris concourent à former la plus grande partie de la croute extérieure du globe. (coralligènes). Si nous jetons nos regards sur le règne végétal, nous verrons que les choses se passent de même à quelques exceptions près. Ne sont-ce pas aussi, en général, les végétaux les plus complexes, les plus denses, les plus compactes, ceux enfin qui sont plus carbonés, plus *végétalisés* qui se développent moins promptement, qui arrivent moins vîte à la maturité, à cet état où les bourgeons à fleurs commencent à sourire, pour ensuite ouvrir leur calice qui, en s'épanouissant, expose aux rayons bienfaisants du soleil les organes destinés à la nouvelle génération pour la conservation de l'espèce? Telles sont parmi les familles *dicotylédones diclines*, les amentacées, les conifères (chêne, ormeau, bouleau, etc., cèdre, pin, if, etc.), et la plupart de nos grands arbres fruitiers (rosacées); tous ces grands végétaux, dont quelques-uns deviennent gigantesques, produisent des graines qui restent souvent deux années et plus en terre, avant que la plumule se développe. Ne sont-ils pas aussi plus long-temps à croître, puisqu'il y en a qui ne fleurissent et ne produisent des fruits qu'après quatre, six, huit, dix ans et même plus? Aussi, ceux-ci sont-ils séculaires et semblent-ils défier les temps par leur longévité; tandis qu'au contraire, chez les végétaux herbacés, dans les plantes dicotylédones hypogines (choux, navet et quelques autres crucifères), quelques familles des synanthérées (chicorée, laitue, etc.), enfin dans plusieurs familles, les légumineuses (pois, haricot, etc.), les graines ouvrent leurs cotylédons, développent leur plantule, croissent, fleurissent, mûrissent leurs graines et se desséchent dans la saison qui les a vues croître, et souvent plus promptement encore. Enfin si nous descendons plus bas, nous verrons des plantes acotylédones où les organes sexuels sont encore incertains, les champignons, les byssus, etc., nous verrons, dis-je, ces cryptogames sortir de terre, se développer et mourir dans quelques jours. Telles se passent les choses, que plus l'organisation est complexe, plus longtemps la vie adhère aux molécules organisées.

CHAPITRE IV.

LE FLUIDE NERVEUX, LA VIE ET LE FLUIDE ÉLECTRIQUE SONT-ILS IDENTIQUES?

Si nous remontons par la pensée l'échelle zoologique depuis le polype jusqu'à l'homme, pour nous complément de toutes les organisations, nous voyons qu'à cette seconde puissance, qui a transformé la matière inerte en molécules vivantes, vient s'ajouter l'intellect, faculté d'une puissance aussi mystérieuse et de plus en plus incompréhensible encore, qui, non plus, ne peut être matière ; elle siége probablement dans l'organe de la pensée qu'elle modifie à sa manière. S'irradiant par toute l'économie, elle nous met, à l'aide de nos sens, en rapport avec ce qui nous entoure. Cette puissance, ou mieux ce principe, qui n'est et ne peut être « ni l'électricité, ni le calorique, ni l'élasticité, » que serait-il alors sinon une émanation toute divine qui réunit, maintient ces trois propriétés inhérentes à la matière, à laquelle il donne le mouvement en lui faisant subir une foule de modifications physiques et morales, et une multitude de transformations dont nous ne pouvons apprécier que les plus grossiers résultats? Ces résultats, soit physiques, soit moraux, peuvent-ils se présenter à la pensée sans que celle-ci ne se reporte spontanément à l'idée de cette grande cause, toute puissante, tout intelligente, que, nous le répétons, nous ne pouvons comprendre, parce qu'elle ne tombe pas sous nos sens! On a pensé, et quelques modernes pensent encore, que le fluide nerveux et le fluide électrique sont identiques. Si l'on admettait cette hypothèse, comme fluide nerveux et inervation paraissent identiques, puisque l'une n'est que la manifestation de l'autre et que l'inervation n'est, non plus, que la manifestation de la vie, il en résulterait évidemment que l'électricité et la vie seraient identiques. Mais il reste une difficulté toujours à vaincre, c'est que la vie (qui n'est qu'un phénomène) venant à cesser , il n'y a plus d'inervation , plus de mouvement , et il reste encore du fluide électrique latent , qu'on peut dégager , mais c'est tout ; la vie ne revient plus. Néanmoins, pour s'assurer de cette identité , on a tenté une foule d'expériences dont les résultats ont été si extraordinaires , qu'on a cru tenir le secret de la vie. Si ma mémoire me sert bien , il y a une vingtaine d'années au moins , j'ai lu dans un journal du temps (Journal des sciences physiques et naturelles) qu'à l'aide de la pile de Volta , on a pu faire , chez quelques cadavres , grimacer les traits de la face de manière à laisser croire que la mort n'était qu'apparente ; on a même pu faire relever un cadavre. Le célèbre Dupuytren, qui a aussi tenté cette expérience sur la tête d'un supplicié , fut tellement effrayé des convulsions des muscles de la face , qu'il cessa l'expérimentation, dans l'incertitude où il était s'il y avait ou non conscience de la douleur. Mais ces expériences n'agissent que sur la matière privée de la vie , de ce quelque chose que nous ne pouvons apprécier. L'animal mort n'en reste pas moins, pendant quelque temps encore, soumis, comme corps, aux loix communes de la matière, et, comme tous les corps organisés, inanimés, il conserve sans aucun doute du fluide électrique latent. Comme les molécules de la matière morte restent plus ou moins long-temps sous l'influence de *l'attraction organique*, il est évident que le fluide électrique communiqué par la pile voltaïque, qui met en jeu les molécules électriques des corps bruts, n'agira pas moins sur celles du système nerveux de de l'*ex-animal*, pendant que les molécules matérielles qui le composent ne sont pas entièrement disgrégées. Tous les expérimentateurs savent qu'un commencement de putréfaction nuit singulièrement à leurs expériences. Tout le monde médical sait aussi que tous les corps de la nature sont plus ou moins électriques, que tous ont ce fluide positif et négatif, à l'état latent, que tous ont une influence quelconque les uns sur les autres, et que cette influence est plus sensible chez les êtres organisés. Mais on sait aussi que ceux qui ont l'organisation la plus complexe (les animaux) sont entourés d'une atmosphère vitale qui n'est seulement plus l'électricité, et qui les met dans un rapport plus ou moins sympathique avec ce qui les entoure, et surtout avec les êtres organisés de leur espèce ; c'est cette émanation, ce fluide qui rapproche, comme à leur insu, les sexes opposés, ou qui établit entre eux une répulsion souvent invincible, selon l'impression qu'ils ont reçue mutuellement. Ce fluide est comme une émanation de la vie. Tant que celle-ci anime les molécules de la matière, l'animal l'exhale, pour ainsi dire, par tous les pores ; mais c'est principalement par le toucher et par les yeux. On connaît d'ailleurs combien un regard, un serrement de main ont d'influence pour établir cette sympathie qui rapproche les deux sexes et même deux amis. Qui ne sait pas que bien souvent dans un cercle, on se sent entraîné, comme à son insu, plutôt vers telle personne que vers telle autre, bien qu'elles vous soient inconnues ?.... A peine l'âme a-t-elle abandonné la matière, que toute sympathie cesse entre celle-ci et les corps animés qui l'entourent, et cependant elle n'en reste pas moins sous l'influence électrique. Il se fait bien encore des émanations animales, mais elles ne sont plus vivantes, elles ne sont plus que le résultat de la disgrégation moléculaire ; elles ne sont plus autour du cadavre qu'une atmosphère souvent délétère que chacun fuit, à moins qu'une volonté ferme ne modifie la répulsion. Tout le monde sait aussi que le fluide électrique a une puissante action sur le fluide nerveux, qui nous reste inconnu comme lui ; que chez certains sujets cette action est telle qu'elle trouble l'harmonie fonctionnelle, surtout quand l'atmosphère est trop chargée de ce fluide : on sait encore que l'incubation est souvent, tout-à-coup, arrêtée par un temps orageux et que l'animal meurt. Mais tous ces phénomènes ne suffisent pas pour établir l'identité entre les deux fluides ; il y a peut-être analogie, c'est tout ce qu'on peut admettre dans l'état actuel de la science. Il n'est pas douteux cependant que l'animal, toujours en rapport avec ce qui l'entoure, avec l'air ambiant surtout, ne soit exposé à recevoir et à accumuler une plus forte dose de fluide électrique, *résineux* ou *vitré*, qui modifie son fluide nerveux de manière à produire certains phénomènes vitaux qui peuvent déranger momentanément l'harmonie fonctionnelle, donner lieu à des maladies plus ou moins graves, à la mort même. Peut-on inférer de là l'identité des deux fluides ? Je ne le pense pas.....

Deux puissances réunies à la matière sont indispensables à la manifestation de la vie : le principe d'activité (cause initiale) et l'attraction. Le premier, comme germe de toutes les existences, met spontanément en mouvement les molécules de la matière que l'attraction réunit et maintient, si ces trois agents sont dans des conditions convenables de chaleur et d'humidité. Une fois le mouvement développé, soit dans la graine, soit dans l'œuf, ces agents se modifient, corrélativement ; ils se coordonnent, se fortifient en travaillant, pour ainsi dire, de concert à l'accroissement de la masse et au perfectionnement de l'individu pour la conservation de l'espèce. L'électricité, répandue partout, peut bien n'être pas entièrement étrangère à l'organisation des molécules constitutives de l'individu, puisque ces molécules sont soumises à ses lois, même au-delà de la vie qu'elle ne rappellera cependant jamais quand l'âme aura fui la matière.

L'électricité, la lumière, le calorique (que l'on regarde comme un corps, parce qu'il distend les molécules des autres corps), ne sont que la manifestation d'un principe occulte, élément peut-être de toutes les existences ; car sans lui point de mouvement, point de manifestation de vie, point d'organisation : néant, chaos. A l'état latent dans les corps, il se manifeste à nos sens par le frottement ou l'attrition dans les corps bruts, en développant son calorique, sa lumière et son électricité *qui consume*. Tant qu'il réside dans la matière organisée, quel que soit son degré de congélation, elle ne meurt pas. Le mouvement moléculaire et la vie à l'état latent peuvent y revenir, si elle se trouve dans des conditions convenables. En excès dans les corps organisés, les animaux surtout, ce principe les développe plus promptement, et leur vie est plus courte, parce qu'ils l'épuisent en le transmettant ; ils usent aussi leur organisme. Les animaux qui respirent beaucoup et vîte ont généralement la vie plus active, parce qu'ils consomment plus d'oxigène qui active la combustion ; ils sont, comme on le dit, plus chauds et plus disposés à se reproduire. Il est certaines maladies, la phthisie, par exemple, où les sujets, toujours dans un état de surexcitation, d'irritation, d'inflammation enfin, éprouvent un besoin irrésistible de communiquer ce feu, qui produit la vie, par l'acte de la génération. (On ne peut douter cependant que quelquefois ce penchant irrésistible des phthisiques a l'acte reproductif est le résultat de la sympathie du poumon avec les organes génitaux.) Aussi, ces individus usent-ils promptement leur vie et arrivent-ils beaucoup plus vîte au terme de leur carrière. Il serait à désirer, dans l'intérêt de ces infortunés, de ceux surtout qui ont connu les délices de l'amour, que, lorsque la maladie commence à se développer, on pût les éloigner du monde ; les désirs seraient moins fréquents, et ce besoin de reproduction se ferait peut-être moins sentir ; d'un autre côté, ayant moins l'occasion de le satisfaire, l'incubation tuberculeuse serait plus lente et la maladie ferait des progrès moins rapides. Quel est le médecin qui n'a pas eu souvent à recommander la plus grande réserve dans les devoirs conjugaux, chez l'un et l'autre sexe atteints de cette déplorable maladie ? Mais ces recommandations sont souvent inutiles, et quelquefois prises en mauvaise part.

CHAPITRE V.

DE L'ÉTAT NORMAL.

Tous les phénomènes physiologiques et intellectuels qui se passent dans l'économie vivante étant, comme nous l'avons dit, le résultat d'une volonté initiale dont l'existence ne nous est révélée que par les effets produits, que seraient sans elle pour l'organisme, ces trois propriétés : *élasticité*, *calorique* et *électricité*, qui sont, on ne peut en douter, inhérentes à la matière ? Indispensables aux fonctions organiques, n'est-ce pas leur corrélation qui entretient l'harmonie vitale ? Qu'une d'elles vienne à cesser d'être en rapport avec les deux autres, quelle qu'en soit la cause, l'organisme fonctionnera mal jusqu'à ce que le mouvement vital ait rétabli l'harmonie entre ces trois propriétés. Cette harmonie, maintenue par le lien, le mouvement vital qui préside aux fonctions nécessaires à l'accroissement de l'individu, à l'entretien de l'économie, enfin à la reproduction des espèces, cette harmonie, dis-je, constitue l'état normal.

Chez l'homme et tous les êtres de la création qui, dans la chaîne animale, se rapprochent le plus de son espèce, la digestion, la nutrition, l'assimilation, les secrétions, l'absorption, les excrétions, la reproduction, les sensations, la perception, la volonté, la réflexion, et en général toutes les fonctions vitales, physiques ou morales, ne s'anéantiraient-elles pas, si ce lien, ce principe qui entretient le mouvement, la vie, définie par Bichat l'ensemble des fonctions qui résistent à la mort, se brisait ou cessait d'activer les molécules de la matière et de maintenir cet ensemble fonctionnel ?.... Si le moindre obstacle s'oppose à l'harmonie des fonctions, si l'une d'elles est même légèrement troublée, n'y a-t-il pas désordre, état pathologique, physique ou moral, quelque faible qu'on veuille le supposer ?....

Tout phénomène pathologique ne peut se comprendre sans une cause qui a dérangé l'harmonie d'une ou plusieurs fonctions, en luttant, pour ainsi dire, contre ce principe qui entretient la vie, contre cette nature en un mot qui, de son côté, fait effort pour résister et maintenir l'ensemble fonctionnel à l'état normal, état qui constitue la santé parfaite. Si la cause destructive est trop puissante, si l'organe atteint (le cerveau, le poumon, le cœur, le foie, l'intestin, etc.) est tout-à-coup privé de ses fonctions et de manière à ce qu'elles ne puissent être rétablies, l'harmonie vitale cesse, et la vie, ou mieux peut-être cette puissance qui la développe et veille à sa conservation, lutte en vain et abandonne la matière désorganisée aux simples lois de l'attraction moléculaire (1). Si, au contraire, cette cause de désordre a frappé moins fort, si l'harmonie générale ou

(1) C'est alors que les trois propriétés inhérentes à la matière se désharmonisent.

locale n'est que faiblement troublée, si un ou plusieurs organes, ou système d'organe, fonctionnent mal seulement, alors la puissante nature fait effort pour réparer le désordre, et, si rien ne s'oppose à sa marche, si la réaction organique est suffisante, elle réussira indubitablement. Mais que d'obstacles n'aurait-elle pas à vaincre chez l'homme civilisé surtout, qui méprise si souvent ses sages conseils ! Combien de maladies légères pour lesquelles le repos, le régime ou la diète suffiraient, deviennent graves et même mortelles, parce qu'on en entretient la cause, ou parce que les malades, toujours pressés de guérir avant le temps, n'écoutent plus les avis de cette diligente nature qui veille sans cesse à sa propre conservation. Heureux alors quand le médecin consulté sait en apprécier les efforts et respecter les tendances ! Autrement, le lien, si on peut l'appeler ainsi, qui maintient l'harmonie fonctionnelle, se relâche pour ainsi dire insensiblement, et, comme cela arrive toujours dans les maladies chroniques , l'individu succombe à l'usure de l'organisme. N'est-ce pas ainsi que certaines affections du cerveau , du cœur , du poumon , de l'estomac , du foie , des reins , de la vessie , de l'uterus , etc., passent à l'état chronique et conduisent à la mort ? Que certaines affections mentales, devenues incurables, auraient pu être retardées et quelquefois même prévenues , si les malades avaient été mieux entourés , mieux dirigés dans leurs plus tendres affections , et surtout dans leurs penchants ? Combien d'affections organiques du cœur , par exemple , se développant sous l'influence de causes morales de toute nature , de l'intempérance même , et surtout par l'abus des fonctions génitales, dont les suites sont si fâcheuses, enlèvent de malades après leur avoir fait éprouver les angoisses de la mort la plus déplorable ? Combien d'affections du foie , combien de désordres dans le système de la veine-porte , combien d'inflammations de la muqueuse intestinale (qu'on a quelquefois exagérées, mais aussi qu'on a souvent confondues avec des affections nerveuses et traitées de même) qui, passées à l'état chronique, font autant de victimes que de malades ! Qui ne sait que beaucoup d'altérations dans les fonctions de l'appareil urinaire se réduiraient le plus souvent à de légers désordres, si les malades plus tempérans s'écartaient moins de la route tracée par l'hygiène, ou s'ils consultaient le médecin de leur confiance, alors que les prodromes de la maladie se font sentir ? Passées à l'état chronique, ces affections qui font le désespoir du médecin de bonne foi et le tourment du malade, finissent par tomber dans le domaine de la médecine *industrielle*, qui possède un remède à tous les maux : « Les médecins industriels, de même que les empiriques et les » guérisseurs sans titres, ont toujours vu et » guéri beaucoup de maladies semblables à » à celles pour lesquelles on les consulte, et le » remède qu'ils vous proposent est toujours » infaillible, » promesses fallacieuses que le souffrant regrette presque toujours d'avoir accueillies ! Si enfin nous jetons un coup-d'œil sur les maladies de l'utérus que les femmes cachent toujours trop long-temps et que souvent elles ignorent, parce qu'elles ne se traduisent que par des phénomènes insolites qui font prendre le change, souvent même au médecin consulté ; nous verrons qu'elles conduisent sûrement à la mort, après de longues souffrances, suivies de la désorganisation complète ou partielle de l'organe ; désorganisation qui devient promptement générale par la résorption de l'ichor que fournissent les ulcérations. Y a-t-il un médecin, pour peu qu'il ait d'expérience et de philanthropie, qui n'ait gémi, témoin de ce déplorable résultat ? N'est-ce pas le plus souvent, quand il n'est plus temps, et après avoir épuisé une foule de remèdes secrets, conseillés par le hideux charlatanisme, que ces infortunées s'adressent à l'homme de l'art, qu'on accuse encore, parce qu'il ne peut enrayer la marche rapide d'une maladie qui ne doit se terminer que par la mort ? Au moment où nous traçons ces lignes, nous venons de voir succomber, à cette cruelle affection, une intéressante mère de famille, encore dans toute la force de l'âge, après deux années de douleurs atroces que rien ne pouvait calmer que très momentanément. Cette infortunée, sujette à des pertes considérables, s'abusait sur son état qu'elle regardait comme l'approche de son retour d'âge, bien qu'elle eût, depuis près de dix ans, un écoulement vaginal qu'elle considérait comme des flueurs blanches, et pour lequel elle me consultait, sans vouloir que je m'assurasse de la cause de cet écoulement. Enfin, vaincue par la douleur et épuisée par ces hémorrhagies fréquentes, elle se décida à une première exploration. Le spéculum me fit reconnaître, ce que j'avais annoncé depuis long-temps au mari, un ulcère du col utérin presque entièrement détruit et dont la gangrène, envahissant déjà le corps de la matrice, ne laissait à l'art d'autres ressources que l'usage des palliatifs physiques et moraux. Cette dame, dont j'avais la confiance depuis plus de vingt ans, que j'avais accouchée plusieurs fois, ne me cachait sa position que pour ne pas s'exposer à une exploration qu'une pudeur mal entendue lui faisait redouter. Combien de femmes ont été et seront encore victimes de même, et qui guériraient si elles éprouvaient moins de répugnance !...

Qui ne sait pas aussi que la pneumonie aiguë passée à l'état chronique, par un traitement contraire ou inopportun, ou par négligence ou défaut de précaution de la part des malades, pendant le traitement, amène presque toujours la fonte du poumon, quand l'hépatisation n'a pas enlevé le sujet dans l'acuité de la maladie ? que la pleurésie simple, négligée et passée à l'état chronique, produit, même dans le jeune âge, des épanchements qu'on reconnaît toujours trop tard, et qui ne se dissipent que sous l'influence d'un traitement actif et de fortes dérivations cutanées ? Que de sujets prédisposés à *la phthisie tuberculeuse*, succombent à cette déplorable maladie, dont il serait possible de retarder l'invasion et les progrès, qu'on pourrait éviter, *guérir peut-être*, et qui, faute de précautions hygiéniques et sous l'influence d'excès érotiques et autres, se développe avec tant de rapidité et conduit si promptement à la désorganisation du poumon !

Si la cause du désordre est quelquefois appréciable par nos sens, le plus souvent nous ne faisons que l'entrevoir ou la supposer sans pouvoir nous rendre compte de sa nature. Mais que cette cause soit appréciée ou non, qu'elle persiste ou disparaisse aussitôt qu'elle a frappé, le résultat de son action n'en constituera pas moins un état pathologique, ou mieux peut-être un état fonctionnel morbide que nous appelons maladie. Cette maladie, quelle qu'elle soit, bien qu'elle offre des phénomènes généraux communs à d'autres désordres, n'en aura pas moins son caractère spécial qui différera selon la cause déterminante, ou d'après l'organe lésé, ou d'après la nature ou l'ensemble des phénomènes offerts, ou enfin d'après le désordre fonctionnel produit. De là, naissent ces groupes d'affections morbides que le nosologiste classe à sa manière, et pour chacune desquelles on a cru devoir chercher des moyens curatifs, souvent tout-à-fait opposés, quand le plus fréquemment, les mêmes moyens généraux conviennent au plus grand nombre.

Une maladie n'est donc et ne peut être qu'un résultat dont la manifestation ne doit avoir lieu que par les phénomènes qui annoncent le désordre fonctionnel de tel ou tel organe, ou de plusieurs organes en même temps. Ce désordre lui-même provient toujours ou d'une lésion de tissus plus ou moins facile à constater, soit pendant la vie, soit après la mort, ou d'une lésion de l'innervation, manière de s'exprimer qui supplée peut-être à l'impuissance de nos moyens d'investigation pour découvrir certaines lésions de tissus trop moléculaires pour tomber sous nos sens, même après les recherches les plus minutieuses de l'anatomie pathologique. Ce sont alors les maladies dites nerveuses, rempart derrière lequel nous sommes souvent réduits à nous retrancher, ce qui nous fait tomber dans l'absurde des hypothèses à perte de vue et rechercher, dans l'empirisme, des moyens de traitement que le temps et l'expérience, nous dit-on, ont consacrés, que la raison repousse, mais qu'on est réduit à essayer à son tour, quand on a épuisé toutes les ressources d'une logique souvent en défaut; enfin, pour n'avoir rien à se reprocher et pour satisfaire aux exigences de certains malades entourés de commérages et de conseils fallacieux. Si l'on a quelquefois à se louer d'avoir agi ainsi, le hasard ne peut-il pas revendiquer une large part des succès obtenus?... je le demande au médecin consciencieux (1).

(1) Qui nous dira, dans l'état actuel de la science, quelle est la nature de l'épilepsie, de l'hysterie, de la catalepsie, qui résistent à tous nos moyens thérapeutiques

CHAPITRE VI.

DE L'ÉTAT PATHOLOGIQUE.

Supérieur à tous les êtres de la création, doué de l'organisation la plus complexe, tant au moral qu'au physique, et ne pouvant se reproduire que tard, l'homme est destiné par la nature à parcourir une très longue carrière ; sa fin se ferait attendre bien des années, s'il ne devait mourir que de vieillesse. Il en serait ainsi, sans doute, s'il se bornait comme les autres espèces à ne satisfaire que ses besoins de première nécessité. Mais, à

et qui, quand elles ne conduisent pas à la mort, ne cessent que sous l'influence de causes souvent aussi inconnues que leur nature ? Tous nos remèdes (*Ingens farrago medicamentorum*, comme dit Van-Swieten), dans ces cas, comme dans une foule d'autres, ne prouvent-ils pas jusqu'à présent, et d'une manière évidente, l'insuffisance de notre art ?

peine a-t-il vu le jour, qu'on lui prodigue les soins les plus tendres, les plus assidus, les plus minutieux, et la sollicitude de ceux qui sont chargés de sa première éducation est d'autant plus grande, que ses parents sont plus élevés dans l'échelle sociale, et qu'ils sont plus opulents et plus civilisés. Ses rapports avec ce qui l'entoure se multiplient sans cesse, ses facultés intellectuelles se développent de plus en plus, et il sent davantage sa supériorité sur les êtres de la création : mais aussi, ses besoins augmentent continuellement et bientôt il sait que, pour être supérieur aux autres animaux, il n'est pas à l'abri de la souffrance, et que la somme de ses maux, bien plus grande, l'éloigne d'autant de leur simple nature qui veille seule à leur conservation. Chez lui, le travail pénible, physique ou moral, *les plaisirs sans bornes, les soins, les soucis, les privations, les excès, la misère et souvent le désespoir*, troublent l'harmonie vitale et amènent infailliblement des maladies et des infirmités qui abrègent le cours de son existence. Et cet homme, si fier d'être le premier anneau de la chaîne zoologique, si fier de sa supériorité et de l'immense distance qui le sépare de tout ce qui vit, voit souvent sa santé compromise et conserve sa vie bien moins long-temps qu'il ne semble destiné à le faire d'après son organisation. Aussi ne peut-on calculer la somme des maux qui l'accablent, tant au moral qu'au physique, et combien peut être variée la nature des causes qui dérangent son harmonie fontionnelle, d'autant plus facilement que son organisation est plus compliquée.

Un médecin, pour être utile, ne doit jamais perdre de vue qu'une maladie donnée, quelque légère qu'on la suppose, offre toujours trois conditions sans lesquelles il ne peut y avoir d'état pathologique ; conditions qu'il doit s'attacher à bien apprécier, autrement il ne marche qu'en tâtonnant ; et s'il obtient quelques succès, c'est que le hasard l'a mieux servi que la science, ou que la nature, qui tend toujours à réparer et à maintenir l'harmonie fonctionnelle, a pu conjurer le désordre. Trop heureux le malade, quand cette vigilante nature n'a pas eu à résister au traitement!... Que de fois cela arrive pourtant, quoiqu'en disent certains médecins qui se vantent avec orgueil d'avoir guéri, quand le savant et bon Paré se bornait à dire : *Je l'ai pansé, Dieu l'a guari!* Ce grand chirurgien avait donc l'intuitive conviction que ses soins, quelque bien administrés qu'ils le fussent, n'auraient pas suffi si mère nature ne fût venue en aide. Quel praticien n'est pas convaincu de cette vérité?.. (Voir les observations). Qui ne sait que la plus légère maladie peut avoir les conséquences les plus fâcheuses, même sous l'influence du traitement en apparence le plus rationnel, si la nature ne nous seconde pas? Il y a donc quelque chose de plus que le désordre matériel à réparer! Ce désordre qui, dans une foule de maladies (les maladies internes surtout), n'est jamais qu'une conséquence, n'est donc pas toujours la seule chose à considérer! Bien que l'on parvienne à en apprécier la cause, qui pourra jamais nous mettre sur la trace *du comment* cette cause a agi sur le principe de la vie, sur le lien occulte qui, toujours et partout le même, modifie la matière de telle sorte que l'organisation intime n'est jamais exactement semblable chez tous les individus de la même espèce, de la même famille ? Ne sait-on pas que, sous l'influence d'une même cause, qui aura produit les mêmes désordres, de prime abord, les phénomènes morbides ne se présenteront le plus souvent, ni tout-à-fait les mêmes, ni toujours dans le même ordre? D'où cela pourrait-il venir, sinon de la manière différente dont l'inervation a été troublée par cette cause chez chaque individu ? A-t-on jamais vu deux sujets identiquement semblables, tant au moral qu'au physique? A-t-on jamais rencontré, dans une épidémie, tous les malades offrir exactement les mêmes phénomènes? Ne sait-on pas que, chez les uns, l'altération organique parcourt régulièrement ses phases, tandis que chez d'autres, une foule d'anomalies se remarquent dans la marche, la présentation des symptômes? qu'il y a des malades qui guérissent ou succombent plus ou moins promptement? enfin que, pour quelques-uns, la convalescence est interminable quand les efforts de la nature n'ont pu seconder ceux d'une médecine rationnelle?... N'oublions pas toutefois que les différences de constitution, d'âge, de sexe, d'habitude, de condition; que les passions, les chagrins, la misère, etc., etc., apportent aussi de grandes modifications; mais croire que ces différences modifient seules la marche de la maladie, serait une erreur patente. C'est pour avoir oublié ou méconnu cette grande vérité, que ceux qui ont enfanté des systèmes ont fait tant de victimes dans leurs essais, et que ceux qui les ont suivis avec confiance ont éprouvé tant de mécomptes. Cependant, nous avons maintenant pour nous de pouvoir mieux constater les désordres pathologiques; mais quels enseignements peuvent offrir au médecin certaines altérations de tissu, souvent légères et nullement en rapport avec les phénomènes observés , alors qu'elles ne traduisent que le résultat d'une cause quelquefois inappréciable, qui a porté une atteinte si profonde à l'inervation, que toute corrélation, entre le principe de tout mouvement et la matière, cesse insensiblement sans que nous puissions nous dire comment la vie a pu s'éteindre !....

Les trois conditions sans lesquelles une maladie ne peut se comprendre sont : la cause, la lésion (de fonctions ou de tissu) et les symptômes. On conçoit facilement que si l'une de ces trois conditions ne peut exister sans les deux autres, le médecin n'en doit pas moins, dans son analyse, les considérer séparément afin de mieux apprécier les rapports de cause à effet, et de l'étude isolée, mais approfondie, de ces trois données, naîtra dans son esprit un ensemble qui lui fera connaître, autant que possible, la nature du désordre à combattre pour rétablir l'harmonie.

CHAPITRE VII.

CAUSE (1).

Tout ce qui peut troubler l'harmonie fonctionnelle, soit au moral, soit au physique, est élément morbide, qu'il soit appréciable ou non, et devient cause de maladie. Cette cause peut rester long-temps cachée avant de donner naissance à aucun trouble, tandis que d'autres fois elle agit tout de suite et disparaît aussitôt qu'elle a frappé en laissant des désordres souvent irréparables. Qui ne sait combien elle est difficile à découvrir, surtout dans certaines maladies internes où sa persistance et sa nature, presque toujours inappréciables, font le désespoir du médecin?... C'est le plus sou-

(1) On sait que les causes générales des maladies sont : *morales*, *physiques* et *chimiques*.

vent à la combattre qu'il doit s'attacher, à la détruire enfin ; s'il échoue, c'est en vain qu'il espère réparer le désordre ; il pourra calmer les phénomènes morbides, les enrayer, faire, comme on le dit, la guerre aux symptômes pendant un temps plus ou moins long ; mais si la cause reste, c'est un foyer mal éteint que le plus léger souffle peut ranimer ; aussitôt l'incendie recommence et consume incessamment l'organisme, si l'on ne parvient à l'éteindre entièrement. C'est ainsi que reparaissent alors ces maladies qui tiennent à un *virus persistant*, à une diathèse quelconque, comme les affections héréditaires ; les maladies dites nerveuses, dont la cause et le désordre organique et fonctionnel sont encore un problême à résoudre : c'est ainsi, peut-être, que reviennent, après plusieurs semaines, plusieurs mois même, certaines fièvres automnales à type intermittent, dont on combat trop tôt la périodicité, sans en pouvoir apprécier la cause, et sans s'attacher, avant d'administrer les fébrifuges, à reconnaître si ce trouble, ou mieux la réaction périodique, n'est pas un moyen que la vigilante nature emploie pour éliminer, par les sueurs abondantes qui suivent chaque accès, pendant le premier et le second septenaire, la cause, inappréciable pour nous, qui dérange l'harmonie vitale. Sans doute la fièvre, dans ce cas, bien qu'intermittente, n'est qu'un symptôme, qu'un phénomène dont nous n'avons pas la raison. Peut-être trop souvent, regardons-nous cette fièvre comme le résultat d'un trouble nerveux auquel nous faisons la guerre en cherchant à rompre la périodicité. Combien de fois n'a-t-on pas vu ce phénomène se renouveler, après plusieurs semaines, plusieurs mois même, parce que le désordre ou la lésion fonctionnelle dont il n'était que l'effet, continue d'exister? Combien de lésions de tissu, dont on ignore et la cause et la nature, troublent les fonctions de certains organes parenchimateux, tels que le foie, la rate, par exemple, qui réagissent on ne sait comment, sur le système nerveux rachidien et déterminent ces accès de fièvres intermittentes, qu'on ne parvient à faire cesser entièrement qu'en ramenant ces organes à leur état normal. Qui n'a pas vu assez fréquemment la fièvre traumatique revêtir le type intermittent, et cesser d'elle-même lorsque les accidents inflammatoires se dissipaient? Dans ces cas assez communs, a-t-on jamais eu la pensée d'administrer la quinine comme antipériodique (1). Qui pourrait assurer que, dans la plupart des fièvres intermittentes dont on ignore la cause, la nature qui, quoiqu'on en dise, veille sans cesse à l'harmonie fonctionnelle, n'a pas souvent besoin de cette réaction fébrile pour se débarrasser de ce *quelque chose* que l'on ne peut apprécier, et que, nous le répétons,

(1) Nous connaissons néanmoins des médecins, d'ailleurs fort capables, qui ne craignent pas d'administrer la quinine pour rompre l'intermittence fébrile, dans la phthisie même au troisième dégré. Ce moyen, qui ne peut jamais guérir, dans ce cas, n'est-il pas plus nuisible qu'utile? Je le demande.

des sueurs abondantes doivent éliminer (1)?... Si la quinine, ou tout autre fébrifuge, fait cesser tout-à-coup ou après quelques jours, et sans retour, certains accès de fièvres intermittentes, n'y a-t-il pas aussi des cas assez nombreux où les désordres qui ont produit ces fièvres ne cessent que sous l'influence d'une médication tout-à-fait opposée, et plus propre à rétablir l'harmonie fonctionnelle? Combien de fièvres intermittentes automnales reparaissent indéfiniment, malgré les fébrifuges employés sous toutes les formes, et conduisent à l'étisie les sujets qui en sont atteints, parce que, dans le principe, on n'a vu que la périodicité, sans s'enquérir de la cause qui pouvait

(1) Le mathématicien français Delahire, atteint depuis fort long-temps d'une palpitation du cœur, en fut complètement guéri sous l'influence d'une fièvre quarte. Cette affection, qui avait résisté aux moyens de l'art les mieux employés, avait-elle besoin des accès de fièvre pour éliminer sa cause? (Landré-Beauvais, Séméiotique.)

la produire, ou sans chercher à reconnaître les tendances de la nature qui, si nous savions mieux l'étudier, nous mettrait plus souvent sur la bonne voie. (*Quo natura vergit eo ducendum est.*)

« Si nous reportons notre pensée sur l'ex-
» trême complication de l'organisme dans no-
» tre espèce, sur les modifications sans nom-
» bre auxquelles sont soumises les molécules
» qui entrent dans sa composition, qu'elles
» soient à l'état solide ou liquide, avant d'être
» soumises aux lois vitales; » si ensuite, jetant un regard autour de nous, nous remarquons le nombre « incalculable d'agents physiques
» et moraux qui nous environnent de toutes
» parts, agissent incessamment sur notre or-
» ganisation, » sur la vie qui, de son côté, lutte sans cesse pour maintenir l'harmonie fonctionnelle, ne serons-nous pas surpris de voir ces mêmes agents produire, à quelques nuances près, les mêmes effets sur des sujets différant par l'âge, le sexe, le tempérament, etc., etc. Tandis que d'autres fois, au

contraire, une seule et même cause, qui agit simultanément ou successivement sur plusieurs sujets, produit sur chacun d'eux les phénomènes les plus opposés?

Si la vie, si ce principe d'animation que nous ne pouvons définir, fait tous ses efforts pour maintenir sous les lois de l'organisme les molécules qui en forment la trame, celles-ci, de leur côté, tendent incessamment à retomber sous les lois invariables de l'attraction matérielle. N'est-ce pas à retarder ce fatal résultat que la vie veille toujours? elle n'abandonne la matière que lorsqu'elle ne peut plus la modifier ni être modifiée par elle.

Quand tous les agents matériels qui nous entourent, et au choc desquels nous sommes sans cesse exposés, seraient « exactement les » mêmes dans leur composition intime, dans » leurs rapports avec nous; quand ces agents » (en tant que causes) frapperaient de la » même manière plusieurs individus » (ce qui n'est pas possible), les mêmes effets pourraient-ils toujours être produits?... Que deux corps bruts agissent l'un sur l'autre, toujours le résultat sera le même, parce que leur organisation toute physique, toute matérielle, ne peut être soumise qu'à des lois de même nature, lois qui ne changent jamais; il en est de même aussi pour les corps inorganiques soumis, dans nos laboratoires, aux lois immuables des attractions ou affinités chimiques. Mais dans les corps organisés, ceux surtout qui jouissent de la vie de relation, chez l'homme enfin qui possède au plus haut degré la vie animale, cette vie de relation qu'il partage avec tous les êtres doués d'un système nerveux cérébro-spinal, mais dont la pensée beaucoup plus élevée le place si près de la pensée éternelle, rarement une même cause produira les mêmes effets sur deux sujets différents, parce que l'économie vivante est soumise à des lois qui peuvent varier à l'infini, non seulement dans les différents sujets, mais encore chez le même individu, selon les circonstances physiques ou morales où il peut se trouver dans le cours de son existence.

On remarque assez généralement que sous une condition atmosphérique donnée, propre à troubler l'harmonie fonctionnelle, l'économie est dérangée tantôt partiellement, tantôt généralement, et jamais de la même manière chez les différents sujets. C'est dans les affections catarrhales principalement que ces différences se font le mieux remarquer : ainsi, chez les uns on voit la muqueuse buccale être le siége de la phlogose ; chez d'autres, c'est la muqueuse bronchique, pulmonaire ; enfin, la muqueuse gastro-intestinale est aussi assez fréquemment irritée, et l'on sait combien sont redoutables les phlegmasies de cette membrane. Il est aussi des sujets qui offrent des affections plus ou moins graves du système musculaire, synovial, du cerveau, du cœur, etc., etc... Je sais que l'on peut invoquer, pour expliquer ces anomalies pathologiques, les différences de constitution, de conditions physiques ou morales dans lesquelles se trouvent les sujets atteints ; sans aucun doute elles y sont pour beaucoup, et le médecin ne peut se dispenser de les mettre en ligne de compte pour ne pas s'exposer à faire des erreurs de diagnostic, ou de la médecine *banale*. Mais il y a aussi, et nous n'en doutons pas, une autre cause d'organisation intime que nous ne pouvons apprécier, qui donne à chaque maladie, chez des sujets qui nous présentent les mêmes phénomènes, et qui nous semblent dans les mêmes conditions, un cachet de gravité tel que la désorganisation générale devient inévitable, quelque chose que nous fassions.... Est-il sans exemple que dans une épidémie, plusieurs sujets atteints, de sexe, d'âge, de constitution et d'habitudes tout-à-fait opposés, ayent offert les mêmes symptômes à quelques épiphénomènes près, et à la mort, les mêmes désordres pathologiques ; tandis qu'au contraire, d'autres sujets offrant les mêmes conditions relatives, à quelques nuances près, ont présenté dans le cours de leur maladie des phénomènes si différents, qu'ils auraient pu faire perdre la trace de la nature du désordre à un médecin peu expérimenté, et qui, à l'autopsie, ont traduit les mêmes désordres pathologiques? *Vicè versâ.*

Si, dans les phénomènes physiques, les mêmes causes produisent toujours les mêmes effets, lorsqu'elles agissent sur des corps bruts, il n'en saurait être toujours ainsi chez les êtres organisés, chez l'homme surtout, dont l'organisation ne peut être exactement la même dans tous, et dont les phénomènes vitaux offrent tant de nuances différentes. Ici, comme nous venons de le dire, c'est l'âge, le sexe; là, c'est l'idiosyncrasie, le tempérament; ailleurs, c'est la prédominance d'action, de vitalité, de tel organe, de tel système ou appareil d'ensemble fonctionnel; voilà pour l'être *physico-matériel*; mais pour l'être moral, les nuances sont-elles moins nombreuses? Ces nuances, qu'il serait si essentiel de bien connaître, ne peuvent-elles pas apporter de grandes modifications aux phénomènes morbides, bien que la cause du désordre fonctionnel soit la même pour tous? Heureux alors le malade dont le médecin connaît les *habitudes*, les *allures*, les *soins*, les *soucis, l'état de l'âme* en un mot : connaissances qui ne s'acquièrent que par l'intimité ou au moins par des rapports long-temps continués. Ces réflexions nous rappellent la conduite généreuse du célèbre Bouvart, envers un de ses clients qui mourrait consumé d'un chagrin profond causé par la perte de sa fortune; vingt mille francs offerts avec adresse furent le seul remède que ce médecin employa pour guérir l'infortuné banquier, qui fut promptement rendu à la santé. Pourquoi tous les médecins ne sont-ils pas à même d'agir ainsi?

Les différences de sol, de climat, de température, de saison, apportent souvent aussi de grandes modifications dans les phénomènes, la marche, la durée, la gravité de certaines épidémies contagieuses (typhus nosocomial, fièvre jaune, peste du levant, choléra, etc., etc.) qui, dans leurs pérégrinations, parcourent souvent des espaces immenses, et moissonnent la majeure partie des sujets qu'elles atteignent. On sait aussi combien l'état électrique et hygrométrique de l'atmosphère a d'influence sur les affections nerveuses et sur ces maladies graves auxquelles les anciens ajoutaient l'épithète de malignes, en raison des phénomènes insolites qui les caractérisent et qui rendent le diagnostic si difficile, et d'autant plus insidieux, que très souvent les malades sont dans un état de calme qui peut facilement faire prendre le change et perdre de vue la malignité d'une maladie promptement désorganisatrice... (la fièvre pernicieuse.)

Si, loin de persister, la cause du désordre disparaît aussitôt qu'elle a frappé, alors il ne reste plus à combattre que les désordres fonctionnels, suite de l'action de cette cause. A moins que la lésion ne soit très grave, que le tissu d'un organe ou appareil dont les fonctions ne peuvent être long-temps troublées ou suspendues, ne soit trop désorganisé, la maladie guérira, si le médecin seconde convenablement la nature ; autrement, celle-ci se *fâche*, pour ainsi dire, et les désordres qu'elle aurait pu réparer seule avec le temps, s'agravent et peuvent conduire, sinon à la mort, au moins à une maladie dont la durée est incalculable.... Les suites en sont toujours fâcheuses.

CHAPITRE VIII.

LÉSION.

Si nous passons de la cause à la lésion, nous voyons que celle-ci, effet de la première, consiste dans l'altération survenue, soit dans toutes les fonctions à la fois, soit enfin dans la contexture d'un ou plusieurs organes. Cette lésion qui, comme nous venons de le faire remarquer, n'est qu'un résultat, est difficile à apprécier, surtout quand elle semble générale. Cependant, c'est à sa découverte que le médecin physiologiste et observateur doit s'attacher; c'est la boussole sans laquelle il ne peut se diriger sûrement. Quel praticien, quelque expérimenté qu'on veuille le supposer, pourrait affirmer n'avoir pas été fréquemment embarrassé pour établir son diagnostic? Combien de fois, malgré la plus grande sagacité, malgré le tact le plus fin, qualités qui ne s'acquièrent qu'avec le temps et beaucoup d'habitude; combien de fois, dis-je, n'a-t-il pu découvrir l'organe souffrant, le point de départ d'où s'irradiaient les désordres partiels ou généraux qu'il avait à combattre? Enfin, quel est le vieux praticien qui ne conserve pas le souvenir indélébile des erreurs de diagnostic, commises dans son enfance médicale? Y a-t-il un médecin assez peu vrai et assez peu philanthrope pour ne pas en convenir et ne pas les signaler avec candeur à ses confrères, et qui ne soit convaincu que les erreurs, commises en médécine, sont des leçons fructueuses, dont la science et l'humanité doivent profiter? Il y aussi, nous n'en doutons pas, des erreurs de diagnostic presque inévitables, le fait suivant le prouve.

Nous avons, pendant plus de dix ans, donné nos soins à un vieillard sexagénaire, d'ailleurs goutteux, qui avait une affection des voies urinaires, dont les symptômes nous avaient fait diagnostiquer la présence d'un calcul dans la vessie. Ce malade souffrait, depuis une dixaine d'années, de douleur et de pesanteur dans la région sous-pubienne, l'émission de l'urine se faisait très difficilement et avec beaucoup de douleur, le jet s'arrêtait souvent tout-à-coup à la moitié de sa course; enfin, ce phénomène se renouvelait trois ou quatre fois avant que la vessie fût entièrement vidée, alors les efforts d'émission toujours fort douloureux devenaient fréquemment tout-à-fait inutiles; l'extrémité du gland était souvent le siège d'un prurit incommode, et le prépuce était allongé outre mesure, suite des tiraillemens exercés par le malade lors de la douleur. Tantôt l'urine déposait un sédiment ou mieux une concrétion de couleur briquetée, qui s'attachait au fond du vase; tantôt c'étaient des muscosités épaisses, filantes comme l'albumine de l'œuf, et de couleur opaline. Le malade, qui redoutait la douleur, rejeta constamment le cathétérisme, qui sans doute l'eût soulagé pendant les crises auxquelles il était en proie. Cette opération, bien qu'elle n'eût peut-être pas mieux éclairé notre diagnostic, ne nous eût pas fait renoncer à notre première idée, parce que nous ne pouvions nous expliquer autrement que par la présence d'une pierre, non seulement la cessation subite du jet de l'urine, mais encore le prurit dont nous avons parlé et la douleur du gland, qui devenait insupportable. Ce vieillard succomba à son affection, tout infiltré des membres abdominaux, dans le courant de 1829, vers sa 70e année. A l'autopsie faite, en présence d'un confrère qui nous avait aidé de son avis dans les derniers jours de la maladie, nous trouvâmes, à notre grande surprise, au lieu d'une pierre dans la vessie, une tumeur charnue, pédiculée, sphéroïde, de la grosseur d'une forte aveline, implantée sur le bord de l'orifice vésico-urétral. Cette tumeur, très mobile, vu la petitesse et la longueur de quelques lignes (cinq ou six millimètres à peu près) de son pédicule, flottait dans la vessie et s'adaptait, comme une soupape, sur l'orifice urétro-vésical, pendant les efforts que faisait le malade pour rendre ses urines. Notre erreur dans le diagnostic, erreur que nous n'avons pu rectifier qu'à l'autopsie, aurait peut-être porté un médecin plus hardi que nous, sinon à la tentative d'une opération toujours grave et dont le succès est douteux, au moins à une thérapeutique inutile, si elle n'eût pas été nuisible. Si nous admettions l'hypothèse que notre malade eût été assez docile pour se soumettre au cathétérisme si bien indiqué, certes, cette petite opération n'eût pu nous éclairer, bien qu'elle eût beaucoup soulagé le malade en vidant sa vessie. Nous ne pouvons douter que la sonde n'eût facilement déplacé la tumeur qui s'opposait à l'éjection des urines; mais cette innocente opération n'aurait pas donné la cause de l'intermittence dans l'émission, elle n'aurait pas non plus fait rencontrer l'obstacle supposé, supposition à laquelle nous avions été conduit seulement, par les symptômes observés, mais qui, si on y réfléchit, étaient bien propres à nous induire en erreur. Si nous nous reportons aux signes rationnels qui peuvent faire croire à la présence d'une pierre dans la vessie, nous verrons qu'ils sont, à quelques exceptions près, les mêmes que ceux que nous avons observés chez notre malade, et bien qu'ils ne fussent que rationnels, ils étaient d'une nature telle qu'ils auraient pu devenir presque pathognomoniques, s'il s'y fût ajouté la sensation d'un corps mobile ou d'un poids dans la vessie, ce dont le malade ne se plaignait pas. Les douleurs du bout de la verge, le prurit du gland, l'allongement du prépuce, résultat des tiraillemens exercés par le souffrant, la suspension du jet de l'urine, la nature de ce liquide, qui ne pouvait se comprendre que comme le résultat d'une phlogose de la muqueuse vésicale, qui a toujours lieu lorsqu'une pierre s'est développée dans la vessie ; la douleur presque intolérable que causait cette suspension, enfin l'état goutteux du sujet (on sait que ces deux affections se rencontrent assez fréquemment chez le même individu), étaient bien propres à induire en erreur, à faire croire à la présence d'une concrétion quelconque dans la vessie, bien que le cathétérisme ne pût venir en aide, en raison de la répugnance du malade. Mais enfin, supposons un instant que cette opération (le cathétérisme) eût pu être pratiquée, en eût-on dû conclure qu'il n'y avait pas de pierre, parce qu'on n'eût rien rencontré qui pût faire soupçonner la présence d'un calcul? Qui ne connaît toutes les difficultés que présente quelquefois l'exploration de la vessie, quand on fait la recherche d'une pierre qui fuit si souvent devant la sonde? Combien de chirurgiens distingués, tant anciens que modernes, n'ont pu s'assurer de la présence de ces concrétions lithiques que l'autopsie a démontrée? A la vérité, ces hommes supérieurs se sont abstenus de toute opération, bien que les signes rationnels semblassent lever tous les doutes. (Chopart, Boyer, Dubois; MM. Vidal, Velpeau, etc.)

Si le diagnostic offre tant de difficultés dans certaines maladies dont l'ensemble des symptômes paraît indiquer d'une manière presque évidente le point de départ, ou mieux l'organe souffrant, c'est que beaucoup d'affections, sans être même très-graves, offrent des phénomènes si insolites, si variés, si peu en rapport avec leur cause ; des symptômes quelquefois si alarmans que malgré l'analyse la plus sévère, en procédant même par exclusion, moyen qui nous semble le plus sûr pour bien diagnostiquer, il nous est impossible d'asseoir notre jugement. A combien d'erreurs s'exposerait le médecin qui ne saurait pas attendre ! Combien de maladies que la nature pourrait guérir seule, et qui seraient aggravées par un traitement dirigé d'après la forme des phénomènes observés ! N'y en a-t-il pas aussi qui, pouvant être arrêtées dès leur début, passent à l'état chronique et deviennent incurables seulement parce que leurs premiers symptômes ne peuvent nous mettre sur la voie d'un diagnostic assuré ? (1) N'a-t-on pas vu souvent des

(1) On a vu une névrose du poumon offrir tous les

affections du foie, de la rate, de l'intestin, des reins, de l'utérus et de ses annexes, du poumon même et du cerveau, être long-temps méconnues, parce que les symptômes offerts ne pouvaient mettre sur la voie de leur point de départ? Qui ne sait que la muqueuse digestive, irritée par un ténia ou tout autre entozoaire, donne lieu à des symptômes parfois tellement insolites, qu'ils font prendre le change sur la nature de leur cause, parce qu'ils simulent des affections tout-à-fait étrangères à la présence de ces vers? Ainsi des maladies de poitrine, du cœur, du cerveau, l'épilepsie, etc., n'ont été guéries qu'après l'élimination de ces hôtes,

symptômes de la phthisie pulmonaire au dernier degré, à tel point que l'expectoration puriforme ne laissait plus de doute sur la nature de la maladie et la mort prochaine. Cependant cette maladie céda dans très peu de jours, quand le hasard fit découvrir qu'il n'y avait qu'une altération de fonction qui déterminait une asphyxie lente, à laquelle aurait infailliblement succombé le malade si l'on n'eût pas changé le traitement (Bulletin thérapeutique.)

que le hasard avait fait soupçonner dans le tube alimentaire. (1) Ne sait-on pas aussi que dans les amphithéâtres on découvre quelquefois, à l'autopsie, des causes de mort tout-à-fait étrangères à la maladie soupçonnée d'après les symptômes observés, tandis que d'autres fois on cherche en vain un désordre organique auquel on puisse raisonnablement attribuer la mort? Tel est, pour nous, le voile impénétrable qui dérobe à notre intelligence la cause mystérieuse qui préside aux lois de la vie! et le praticien consciencieux, malgré son savoir et son expérience, est forcé quelquefois de décliner son tact médical, dont tout le monde se vante, bien qu'il ne soit le partage que d'un bien petit nombre d'adeptes tout-à-fait supérieurs. Il est une chose peut-être de laquelle on ne tient pas assez compte dans l'étude des symptômes pathologiques, ce sont les nombreuses sympathies *morbides* encore

(1) (J. D. M. prat. etc., art. 389, 1509, 1540, 2785, etc.) La science fourmille de faits semblables.

si peu connues et sur lesquelles Broussais a cependant appelé l'attention des praticiens. Elles existent non seulement entre certains tissus de même nature et ayant des fonctions analogues, mais encore entre des organes éloignés, dont les fonctions n'ont souvent que fort peu ou point de rapport; tels sont les membranes muqueuses, séreuses, synoviales, l'estomac, le poumon, le cœur, le cerveau, l'appareil génito-urinaire, l'utérus enfin, dont les rapports sont si nombreux (1). Ces sympathies, dis-je, donnent lieu à une foule de phénomènes tellement inaccoutumés, que ne sachant à quoi les rapporter, on les considère comme le résultat d'une altération plus ou moins profonde du système nerveux, d'un dérangement dans l'inervation ; et, ne

(1) Dehaën rapporte qu'une jeune fille ne fut guérie d'une toux opiniâtre, dont on ne connaissait pas la cause, qu'après la sortie de la matrice d'un corps oblong et calleux. Cette toux avait résisté à tous les moyens mis en usage.

pouvant nous expliquer la cause du désordre, nous tranchons le nœud gordien en disant: c'est une affection nerveuse..... *Fiat lux !* Avouons-le cependant, ces sympathies sont si variées, si différentes en raison du sexe, de l'âge, du moral, de la constitution, des habitudes sociales, de l'éducation, chez les femmes surtout, de l'idiosyncrasie, etc., etc., que le rôle qu'elles jouent dans les phénomènes morbides nous fait quelquefois prendre le change, et nous égare loin du but que nous désirons atteindre. Qui peut donc nous faire éviter ces erreurs de diagnostic, sinon l'étude approfondie des sympathies morbides et surtout une longue expérience qui ne peut bien s'acquérir qu'au lit du malade, dans les grands hôpitaux et surtout pendant ces épidémies meurtrières qui font toujours une si ample moisson ?

Si les différences individuelles apportent quelques variations dans la forme, dans la marche des phénomènes dont nous parlons, ils ne sont pas moins influencés par les circonstances de sol, de climat, de température, de l'état hygrométrique ou électrique de l'atmosphère. L'homme est plus ou moins bien constitué, bien organisé, plus ou moins actif, plus ou moins nerveux, comme on le dit, selon qu'il est né sous des zônes différentes, tant sous le rapport de la température et de toutes les vicissitudes qu'elle peut éprouver, que sous le rapport du sol, de ses productions, et de la difficulté que l'habitant éprouve pour en tirer les substances indispensables à ses premiers besoins. Si, sous notre zône, nous comparons le Russe, qu'il faut écorcher, comme le dit l'illustre Montesquieu (1), pour lui donner du sentiment; l'Allemand, le Français, l'Espagnol et l'Italien, il sera facile d'apprécier les différences de constitution, d'habitude, etc., etc., et les phénomènes morbides offriront dans une maladie donnée chez ces divers sujets des nuances d'autant plus variées, qu'ils seront nés ou qu'ils auront habité plus

(1) (Esprit des lois, liv. 14. ch. 11.)

long-temps des latitudes plus ou moins opposées. Ces remarques sont applicables, même en France, entre les habitans du nord et ceux du midi, dont les mœurs sont déjà si différentes.

CHAPITRE IX.

SYMPTOMES.

Toute altération de tissu ou de fonction, quelque légère qu'on la suppose, et quel que soit le tissu ou l'ensemble d'organes où elle siége, amène presque toujours, dans les phénomènes physiologiques, des changements plus ou moins appréciables par les sens. Ces changements, toujours effet ou résultat d'un trouble quelconque dans l'harmonie organique, sont les symptômes à l'aide desquels le médecin peut découvrir le point de départ du désordre fonctionnel ; et sont, pour ainsi dire, le miroir qui réfléchit leur cause secondaire, et à l'aide duquel le praticien peut la trouver, s'il sait les apprécier à leur juste valeur (1).

(1) Une altération de tissu ou de fonction, n'est et ne peut être qu'un effet dont la cause première est souvent ignorée, ou disparue, ou anéantie.

Le plus difficile, c'est de trouver cette cause secondaire, ce point morbide d'où s'irradient les phénomènes qui s'offrent à son analyse, et sans l'appréciation desquels il ne pourrait se faire une idée juste de la nature des désordres à réparer; mais une fois sur leur trace, la thérapeutique deviendra plus facile et le médecin n'agira plus autant au hasard. Il n'essaiera pas alternativement une multitude de remèdes dont il ignore souvent le mode d'action sur l'économie. Que serait-ce, si ces remèdes étaient mal adressés au désordre qu'il veut réparer, sinon une cause de trouble ajoutée à la première, et dont il ne pourrait plus calculer les résultats ?

Il y a, n'en doutons pas, plusieurs désordres ou troubles fonctionnels qui, provenant de causes bien différentes, produisent des phénomènes dont l'apparente ressemblance peut faire prendre le change, et qui cependant exigent une thérapeutique tout opposée. Ainsi, chez les jeunes sujets, les jeunes femmes surtout, combien d'affections morales portent atteinte à l'inervation, troublent les fonctions du cerveau, du cœur, du poumon, de l'estomac, du foie, et le plus souvent de l'utérus, dont les nombreuses sympathies firent dire au divin *Vieillard* que la femme était toute entière dans la matrice, que quelques auteurs considéraient comme un animal dans un autre. Van-Helmont n'a-t-il pas dit : *Propter solum uterum mulier est, id quod est ?* Il est donc de la plus grande importance, chez la jeune fille pubère surtout, de tenir compte de l'influence puissante qu'exerce le système utérin sur toute son économie, dans la recherche des symptômes qui s'offrent à notre examen. Que d'erreurs on peut commettre, si l'on néglige cette influence, comme aussi si l'on y attache trop d'importance!... Qui ne sait que, dans la grande classe des névroses, certaines affections épileptiformes, certains spasmes, l'hypocondrie, la mélancolie, la monomanie, l'hystérie surtout (maladie qui n'est peut-être pas toujours le partage exclusif du sexe féminin), ont été souvent mal-à-propos regardées comme symptômes d'un état anormal de l'utérus, quand cet organe au contraire n'était affecté que consécutivement? *Vice versâ;* car les affections de l'uterus, soit de son corps, soit de son col, se traduisent quelquefois par des phénomènes sympathiques qui ne peuvent être bien appréciés que par le médecin expérimenté. Combien de femmes, de filles d'ailleurs fort sages, éprouvent des faiblesses générales, des gastralgies, des dyspepsies, des spasmes, des palpitations, des coliques, des céphalalgies, des hémicranies, des anomalies dans la menstruation, des leucorrhées qui ne sont souvent que le résultat d'une affection organique commençante de la matrice ou de ses annexes, affection qui avec le temps s'aggrave au point de devenir incurable, parce qu'on la reconnaît toujours trop tard ! Mais en revanche, combien de névroses du col utérin prises pour *d'autres affections*, parce qu'on y a trouvé de la rougeur, quelques apparences d'erosion et un peu d'écoulement leuchoroïque ! Traitées en conséquence et sans succès, on les a toujours aggravées, quand la nature aurait pu les guérir seule, si on les avait abandonnées à ses soins. N'est-ce pas ici que trouve son application ce précepte d'Hoffmann : *Tunc enim optimum remedium est nullo uti remedio?*

L'organisation de l'espèce humaine est « si compliquée, ses rapports avec ce qui l'entoure sont si variés, si multipliés, » son moral et son physique sont si souvent heurtés péniblement, que l'harmonie fonctionnelle peut être depuis long-temps troublée sans qu'on puisse, même par les recherches les plus sévères et les mieux dirigées, découvrir, sinon la cause, au moins la source du désordre de l'économie. D'un côté, combien y a-t-il, dans des maladies tout-à-fait différentes, des symptômes qui se ressemblent, ou dont les nuances de différence sont si faibles qu'elles ne peuvent être saisies qu'avec la plus grande difficulté, qu'avec beaucoup de temps, et par une longue habitude d'observation ! Qui ne sait pas que beaucoup de jeunes médecins, d'ailleurs fort instruits, mais engoués d'un système exclusif (le physiologisme, le rasorisme, l'humorisme, etc.) auquel ils rapportent presque tout, se prononcent avec assurance sur les causes, la nature d'une maladie quelconque et les moyens de traitement à lui opposer, quand de vieux praticiens non moins capables doutent et attendent pour agir? Qui ne sait pas aussi combien de mécomptes sont la suite des erreurs de cette prétendue sagacité qui n'est pas toujours compagne du véritable savoir ni de la prudence? Ignore-t-on, d'ailleurs, que tous les sujets soumis à une même condition médicale ne peuvent être malades de la même manière, si je puis parler ainsi? Leur état pathologique ne présentera-t-il pas des nuances qui tiendront à leur constitution, à leur idiosyncrasie, à leur prédisposition, enfin, à contracter telle ou telle affection? N'est-ce pas ici que le tempérament, que l'éducation, que les habitudes de la vie, apporteront une foule de modifications dans les phénomènes produits, bien que la cause du désordre soit la même pour tous ?.... N'est-ce pas ici encore que le médecin doit apporter, au traitement général, des modifications commandées par les différences de conditions physiques ou morales des sujets qui réclament ses conseils ? Dans ces désolantes épidémies qui moissonnent, souvent dans très-peu de temps, des populations entières, et qui ont donné lieu à tant de débats entre les contagionistes et les non-contagionistes, ne serait-il pas absurde de soumettre indistinctement tous les malades au même mode de traitement ! Cependant le monde médical sait toutes les hypothèses, toutes les théories, tous les systèmes qui ont été enfantés sur la nature et le traitement du choléra, du typhus, de la fièvre jaune, de la fièvre dite *typhoïde*, de la grippe même, cette affection catarrhale sur laquelle les faiseurs de systèmes se sont tant évertués, et en général de toutes les maladies épidémiques ou contagieuses. Les médecins praticiens savent aussi le degré de confiance que méritent ceux qui adoptent exclusivement un système auquel ils soumettent indistinctement tous les individus atteints de la même maladie. Qui oserait affirmer que deux sujets pris au hasard offrent exactement la même constitution, la même énergie physique ou morale, et par conséquent le même degré de réaction? Qui oserait assurer que les mêmes causes doivent toujours produire les mêmes effets sur notre économie? Ce qui pourrait être d'ailleurs pour trois ou quatre sujets, et même pour un bien plus grand nombre, peut-il s'admettre généralement pour tous? Non, sans doute.... Mais si la forme générale d'une maladie régnante est presque toujours la même chez tous les sujets atteints, voyez les différences que vous offriront les tempéramens sanguins, bilieux, lymphatiques, nerveux, et les nuances intermédiaires si variées encore. Voyez celles que présenteront l'enfant, l'adulte, le sexe, l'âge, le riche et indolent citadin, les diverses professions, le robuste artisan des cités, le rustre habitant des campagnes; l'homme généralement bien nourri ; celui qui, ne vivant que de privations et de misères, gémit sur le sort de sa nombreuse famille ; comparez l'homme livré aux sciences à celui qui reste étranger à toute étude, pour ne s'occuper que de molles voluptés, qui n'attend ou ne songe au lendemain que pour ajouter, aux plaisirs énervants de la veille, une de ces jouissances qui usent et détruisent plus ou moins promptement l'organisme ; comparez la paysanne jeune, fraîche et vigoureuse à la délicate et pâle citadine dont la constitution est détériorée par des habitudes hygiéniques vicieuses : telles que les veilles prolongées qui forcent à faire du jour la nuit ; les vêtemens trop serrés, afin d'atrophier une taille que l'on réduit à sa plus simple expression et dont le résultat est de troubler les digestions, de nuire aux mouvements du cœur, au libre jeu des poumons et de tous les viscères contenus dans l'abdomen, de sorte qu'il n'y a plus, pour ainsi dire, d'hématose, d'assimilation ; souvent point de fonctions utérines mensuelles, point d'*imprégnation*, point de gestation possible. Tous ces individus, je le demande, ne présentent-ils pas des nuances presque toujours différentes dans les symptômes pendant le cours d'une epidémie? et ces nuances ne prescrivent-elles pas quelques modifications thérapeutiques? Si, chez les sujets dont la constitution est vigoureuse avec prédominance du système sanguin, les saignées et les tempérans sont les moyens à opposer aux phénomènes morbides; chez ceux qui sont faibles, délicats, à constitution détériorée, ne doit-on pas apporter de grandes modifications et même suivre, chez certains malades, une méthode tout autre? Si dans le cours de certaines épidémies, de certaines maladies sporadiques même, les émissions sanguines coup sur coup, les purgatifs réitérés, le tartre stibié à haute dose et continué long-temps, les toniques, les incitans diffusibles souvent même au début, etc., etc., comptent des succès assez nombreux, c'est lorsqu'ils se trouvent adressés (au hasard) à des sujets qui réclament, de toute nécessité, l'un ou l'autre de ces divers modes de traitement employés systématiquement. Et alors les malades qui succombent à la méthode exclusivement adoptée, sont considérés comme incurables, quand ils auraient peut-être guéris sous l'influence de moyens mieux appropriés à leur état. Que penser de ces médecins qui, dans une maladie régnante, suivent ainsi, d'après une idée préconçue, une même méthode chez tous leurs malades? Ne rabaissent-ils pas, comme on l'a dit, leur noble profession à un empirisme souvent dangereux en se réduisant à suivre des documents qui sont plutôt le fruit du hasard que celui d'une expérience raisonnée?

Les médecins observateurs n'ont-ils pas toujours remarqué quelques nuances plus ou moins tranchées dans les symptômes offerts par les différents sujets atteints de la même maladie? et, dans toutes ces nuances qui tiennent non seulement à la nature de chaque individu, mais encore aux causes dont nous venons de parler, ne serait-il pas absurde d'adopter exclusivement tel ou tel système? N'est-ce pas le cas, au contraire, de n'en adopter aucun et de prendre, dans l'un et l'autre, ce qui peut le mieux convenir, pendant les différentes phases de la maladie, à la nature de chaque malade considéré isolément? Voilà sans contredit le difficile : c'est là le nœud gordien, il faut en convenir. Mais ne serait-il pas mieux quelquefois de laisser agir cette bonne nature, que de donner tête baissée dans un sytème qui ne peut s'adapter à tous, sans être soumis à une foule de modifications indispensables, et qu'il n'est pas donné à tout médecin d'apporter judicieusement. Soyons expectans alors, pour être moins dangereux et plus sûrement utiles?

Une loi physiologique constante, et le médecin ne doit jamais la perdre de vue, parce qu'elle peut le conduire à l'appréciation plus ou moins rigoureuse du point de départ des phénomènes pathologiques, est celle-ci : la vie qui s'irradie partout, car chaque molécule organique en est pourvue pour sa conservation, se conduit à la manière des fluides; augmentée dans un point ou accumulée dans un organe, elle diminue nécessairement dans un autre. Jamais cette vie ne se porte en plus dans un tissu, quel qu'il soit, ou dans un appareil d'organes, sans qu'un stimulus physique, moral ou sympathique, n'y cause des désordres qu'elle s'efforce de réparer. Qu'il nous soit permis d'invoquer ici une comparaison qui, si elle manque de justesse, rendra peut-être notre idée sur le rôle que joue la nature médicatrice à laquelle le célèbre Broussais semblait ne pas croire. Lorsque, dans un pays quelconque, un ennemi se présente et l'envahit, que fait le chef de l'état pour s'opposer à l'envahissement? il rassemble tous ses moyens d'action, les concentre sur le lieu du désordre, et ne manque pas de l'augmenter. S'il en dirige trop peu, l'ennemi continue ses ravages; s'il en réunit plus qu'il n'en faut, et c'est ce qu'il doit faire, il repousse et détruit son ennemi, ensuite il retire ses forces et les répartit de nouveau pour rétablir l'harmonie ; le temps, avec une sage administration, répare le mal, les pertes éprouvées. N'est-ce pas ainsi que fait cette diligente nature qui veille toujours? Elle rassemble, dans le lieu du désordre, une plus ou moins grande somme de forces pour résister à l'ennemi, le repousser si elle le peut et rétablir l'équilibre vital, quand rien de nouveau ne s'y oppose. C'est ce qui arrive presque toujours si la réaction est égale à l'action ; mais cette réaction est-elle plus que suffisante? le principe conservateur déploie-t-il trop d'énergie? s'accumule-t-il trop dans le lieu de trouble, de douleur? le désordre organique et fonctionnel en est augmenté, et si le médecin n'y veille, tous les tissus lésés se désorganisent complètement sous cette accumulation outre-mesure de puissance vitale, et la vie succombant, pour ainsi dire, sous son propre poids, s'y éteint. Telles se passent les choses dans les inflammations violentes tant internes qu'externes, où les tissus s'engorgent, s'indurent, se ramollissent et souvent se gangrènent, si l'on ne peut dériver les forces vitales trop accumulées. La mort devient alors inévitable, si la désorganisation a lieu dans un tissu ou ensemble d'organes dont les fonctions sont indispensables à l'harmonie générale, tels que le cerveau, le cœur, le poumon, l'appareil digestif, le foie, les reins, etc., etc. S'il arrive au contraire, ce qui est plus rare, que les propriétés vitales, trop faibles constitutionnellement ou trop épuisées, comme cela se remarque souvent chez les sujets qui se dépêchent de vivre, s'il arrive, dis-je, que ces propriétés ne puissent s'accumuler assez dans le lieu frappé pour repousser l'ennemi qui détruit graduellement, alors le désordre continue et finit par amener plus ou moins lentement la désorganisation générale. Ainsi se passent les choses dans les maladies chroniques, où la vie abandonne les tissus quand ils ne sont plus modifiables. C'est donc dans une juste répartition des forces vitales que le médecin trouvera la règle de sa conduite ; c'est en les accumulant ou dérivant à propos, en activant ou ralentissant telle ou telle fonction pour la mettre en harmonie avec l'ensemble général, qu'il pourra se rendre utile. Mais disons-le encore : il est bien difficile d'agir avec avantage dans les affections internes, toujours si occultes, quand leurs symptômes ne sont pas suffisamment dessinés pour conduire sûrement à la cause d'un désordre dont la nature elle-même n'est pas appréciable. Qui ne sait que les phlegmasies du tube alimentaire, par exemple, peuvent avoir des causes bien différentes et souvent si difficiles à discerner, qu'alors on est réduit à faire la médecine du symptôme. Ainsi, dans les affections dites typhoïdes (maladies qu'on regarde en général comme contagieuses, et dès lors, comme une intoxication qui, d'après les désordres pathologiques, a agi, sans doute secondairement, sur la muqueuse gastro-intestinale, principalement sur l'intestin grêle), il est bien certain que la nature de la cause ne nous est pas connue, et que là il nous est impossible de chercher à la détruire. Cette cause, d'ailleurs, s'est peut-être détruite elle-même en produisant son effet dont la nature sera toute spéciale comme elle. Dans cette hypothèse il ne nous reste plus qu'à réparer le désordre. Voilà sans aucun doute le difficile, surtout dans un moment où les systèmes se pressent en foule et où chacun a sa statistique toujours en sa faveur.

Comme un état pathologique ne peut se comprendre sans quelque altération de tissu ou de fonction, et qu'un organe dont le tissu est altéré fonctionne mal, soit en ce qui concerne sa fonction de nutrition, d'assimilation propre, soit en ce qui concerne celle de sécrétion, d'élimination, c'est-à-dire, sa fonction d'ensemble physiologique, il en résulte qu'une altération locale quelconque, soit de tissu, soit de fonction, ne peut avoir lieu sans que toute l'économie n'en ressente une certaine influence, quelque faible qu'on puisse la supposer. Puisque c'est dans l'harmonie fonctionnelle que consiste, comme on le sait, l'état normal, un organe ne peut donc fonctionner en plus ou en moins sans désordre. Jamais le foie, le rein, ou tout autre organe, par exemple, n'éprouvent de changement fonctionnel sans trouble général. On peut en dire autant de la peau et de la muqueuse intestinale, même de toutes les muqueuses. Ainsi, dès qu'une fonction est en souffrance, il y a toujours des phénomènes plus ou moins sensibles qui nous l'annoncent; ce sont ces phénomènes ou symptômes qui doivent nous conduire à la découverte, souvent fort difficile, du point de départ; car de ce qu'une fonction se fait mal, on n'en peut pas toujours conclure que l'organe qui en est chargé soit malade et qu'on doive agir sur lui. Souvent, ce n'est qu'une altération ou modification de fonction, sympathique elle-même d'une altération de tissu éloignée, à la recherche de laquelle on doit aller; cela ne peut se faire que par une analyse bien sévère des symptômes primitifs auxquels on ne recourt pas assez souvent, parce qu'ils ont fait place aux phénomènes secondaires, seuls appréciables actuellement. C'est pourquoi on ne peut trop donner d'attention à la recherche de l'organe en souffrance, surtout si cet organe, par la nature de ses fonctions, a des sympathies plus ou moins nombreuses, tels sont l'estomac, l'utérus principalement, etc. Combien de convulsions chez les enfants, chez les filles, les femmes, chez l'homme même, n'ont pas leur cause dans le cerveau, qui n'est que sympathiquement irrité? Ne sait-on pas que dans la fièvre typhoïde, dont la cause est encore si occulte, mais dont le désordre le plus facile à constater à l'autopsie est dans la muqueuse intestinale, ne sait-on pas, dis-je, que les phénomènes cérébraux ne sont souvent que sympathiques? Que savons-nous aussi si les ulcérations et perforations qu'on rencontre dans l'intestin ne sont pas consécutives, et, partant, l'effet plutôt que la cause de la maladie? Dans cette affection, qui peut-être est une intoxication quand elle devient contagieuse, est-ce toujours la muqueuse qui est primitivement affectée? Les prodromes n'annoncent-ils pas, au contraire, une altération générale, profonde, qui dénote que toutes les fonctions sont en souffrance, en un mot, que tous les tissus sont atteints? Qui pourrait affirmer d'ailleurs que le système nerveux ganglionnaire n'est pas profondément altéré dans cette grave maladie, qui ne serait que la forme sous laquelle se présente cette altération? Cependant ceux qui ont écrit sur cette affection, contagionistes et non-contagionistes, pensent généralement que l'appareil le premier désorganisé est le tube alimentaire qui réagit sympathiquement sur les autres appareils; aussi les premiers symptômes se tirent-ils de l'état de l'appareil digestif, et si le désordre est léger, la maladie parcourt ses périodes lentement; c'est alors la fièvre muqueuse simple qui guérit toujours, si, pour la traiter, on suit les errements du vénérable Pinel, qui nous apprenait à ne presque rien faire. Si, au contraire, sous l'influence d'un traitement inopportun, la maladie prend un caractère de gravité tel que plusieurs organes soient simultanément ou consécutivement atteints, les suites sont d'autant plus fâcheuses qu'un plus grand nombre d'appareils sont compromis. Quand la mort termine cette scène déplorable, l'autopsie découvre non-seulement des altérations plus ou moins profondes des différentes parties du canal digestif (qui semble être le siége primitif de la maladie), mais encore on en trouve dans les centres nerveux, les poumons, le cœur, le foie, la rate, le sang même; enfin, le système lymphatique n'en est pas exempt, surtout les ganglions mésentériques dont la désorganisation a, comme celle des autres tissus, quelque chose de spécial à l'affection typhoïde.

Si, comme une foule de travaux tendent à le prouver, l'intestin est le siége primitif de cette maladie, et qu'elle soit contagieuse, par quelle voie les miasmes (car ici nous n'admettons pas la contagion par virus) auront-ils pénétré dans l'économie? Certes, on ne peut en admettre que deux : l'absorption cutanée ou pulmonaire, à moins qu'on ne veuille admettre la voie de l'alimentation ; alors l'intoxication aurait eu lieu d'abord sur la muqueuse digestive, ce qui expliquerait plus facilement l'altération primitive de cette membrane, considérée comme point de départ de tous les phénomènes pathologiques que présente la maladie. Dans cette hypothèse, nul doute que l'affection, d'abord locale, ne soit inflammatoire et qu'elle ne réclame le traitement antiphlogistique, modifié d'après l'état constitutionnel du sujet ; ce serait, sans aucun doute, le cas de juguler, comme on le dit, la maladie ; car ici, comme partout ailleurs, la nature réunira ses forces vers le lieu affecté, pour repousser ou détruire la cause et ensuite réparer le désordre. Mais comme il arrive souvent qu'elle en accumule trop, il est à craindre, là plus qu'ailleurs peut-être, que les tissus trop engorgés par l'arrivée outre-mesure du sang et autres liquides, ne se désorganisent entièrement, si le médecin ne sait à propos dériver ou diminuer les forces vitales. Dans l'hypothèse contraire, c'est-à-dire, si la maladie est contractée par la peau ou par le poumon, alors la cause, dans l'un comme dans l'autre cas, ayant circulé avec le sang ou la lymphe que probablement elle altèrera, n'aura pu arriver à l'intestin qu'après avoir parcouru tout l'organisme, et par conséquent, sans laisser, dans tous les tissus, des traces de son passage, ce qui expliquerait, tout aussi bien que l'inflammation primitive de la muqueuse digestive, les prodromes de cette grave maladie. En effet, si une violente inflammation, surtout celle de l'appareil digestif, amène presque toujours un état apparent de faiblesse générale, parce que, comme nous venons de le dire, les forces vitales s'y accumulent et qu'alors toutes les fonctions en souffrent, en raison de la perte qu'elles font, *à fortiori* l'état d'abattement général aura lieu si l'intoxication s'est faite par absorption cutanée ou pulmonaire, et, dans ce dernier cas, le traitement ne pourrait plus être le même, car ici il n'y aurait pas d'inflammation primitive à combattre; on ne pourrait donc pas, comme on le dit, juguler la maladie. Si, dans le cours de cette grave affection, il se manifeste quelques altérations locales, celle de la muqueuse intestinale, des glandes de Peyer, ou de divers autres tissus, tous ces désordres n'étant que secondaires, ne peuvent se réparer qu'en modifiant l'économie générale profondément altérée. Je ne pense pas qu'un praticien instruit pût admettre, *quand même*, la méthode des saignées coup sur coup, ou celle des purgatifs répétés chaque jour pour enrayer la marche d'une maladie dans laquelle l'altération des solides et des fluides est portée si loin que la vie semble, pour ainsi dire, comme sapée dans son essence. Ce quelque chose que nous ne comprenons pas, ce *moi* qui organise et maintient l'harmonie des trois propriétés physiques (*électricité, calorique, élasticité*) inhérentes à la matière vivante, va s'échapper bientôt pour ne plus reparaître, si loin d'affaiblir l'inervation par des évacuations abondandes, on ne parvient, au contraire, tout en cherchant à seconder les fonctions des appareils d'élimination et de dépuration, à relever et réparer les forces vitales.

CHAPITRE X.

LA FIÈVRE TYPHOÏDE EST-ELLE CONTAGIEUSE ?

Rien de plus difficile dans l'état actuel des esprits sur la nature de la maladie qui nous occupe que son étiologie. Beaucoup de praticiens recommandables, parmi lesquels on compte M. Andral, se refusant entièrement à l'idée de contagion, admettent comme causes de cette affection les mêmes, à proprement dire, que celles de toutes les maladies fébriles; ainsi l'âge, le sexe, la constitution, les habitudes, l'habitation des lieux bas et humides, celle du voisinage des marais, des émanations putrides végéto-animales; l'habitation des rues basses, sombres et peu aérées des grandes villes, celle des hôpitaux et des prisons, où il y a encombrement; une mauvaise nourriture, les excès ou les privations de toute espèce, enfin les chagrins profonds, les études sérieuses, etc., etc.

Certes, dans ce cas, la contagion ne peut être seule invoquée comme cause de la maladie, si elle règne épidémiquement. On peut tout aussi bien affirmer que les sujets atteints ne le sont que parce qu'ils se trouvent soumis aux mêmes causes et dans les mêmes conditions physiques; mais, comme tous ne peuvent être dans les mêmes conditions morales, de sexe, d'âge, d'habitude, les symptômes, bien qu'ayant beaucoup de ressemblance, dans leur ensemble général, présenteront toujours quelques différences plus ou moins appréciables pour le praticien, différences qui feront apporter quelques modifications au traitement général adopté.

Il est d'autres praticiens non moins recommandables, tels que MM. Bretonneau, Gendron, qui, tout en admettant les causes dont nous venons de parler, comme pouvant produire la maladie, concluent positivement pour la contagion, et les observations qu'ils rapportent sont toutes en faveur de leur opinion. Les faits consignés par M. le docteur Gendron, ceux de M. le docteur Renou, médecin du collége de La Flèche et quelques observations de M. Gousson, officier de santé à Loué (Sarthe), paraissent ne laisser aucun doute sur la nature contagieuse de cette grave maladie. En la considérant ainsi, nul doute qu'elle ne soit le résultat d'un empoisonnement miasmatique. Or, dans une intoxication de cette nature, il n'y a point à proprement dire de désordre local primitif. Les phénomènes de l'intoxication sont généraux parce que l'organisme, ou mieux, toutes les fonctions sont plus ou moins altérées selon que la nature des miasmes est plus ou moins délétère. Dans le cas d'empoisonnement par ingestion de substances toxiques, s'il y a anxiété, abattement des forces, c'est que l'action se passe d'abord sur une étendue quelconque de la muqueuse digestive, dont les sympathies sont nombreuses, et dont les propriétés vitales troublées sont accrues aux dépends de toute l'économie; et ce n'est que secondairement à cette première action que l'absorption a lieu, envahit tout l'ensemble fonctionnel, et finit par détruire l'inervation, si l'on ne peut en enrayer les effets. Dans le cas d'un empoisonnement miasmatique, la cause délétère introduite par absorption, soit pulmonaire, soit cutanée, agit sur les fluides, circule partout, porte d'abord une atteinte plus ou moins profonde à l'inervation, altère tous les solides, engourdit les fonctions quand elle ne les enraye pas tout-à-fait, et désorganise consécutivement certains tissus qui à l'autopsie offrent des ulcérations plus ou moins graves et des désordres tels, qu'on se demande comment le sujet a pu y résister si long-temps, et s'ils sont l'effet ou la cause de la maladie. D'autres fois, ces désordres sont si légers que l'on comprend encore moins comment ils ont pu amener la mort. Nous venons de faire l'autopsie (à l'hôpital du Mans) d'un sujet militaire qui a succombé, dans notre service, au trentième jour de cette maladie développée sporadiquement, et chez lequel l'intestin, observé dans toute sa longueur, a offert neuf petites ulcérations de la portion inférieure de l'intestin grêle. Ces ulcérations, disséminées dans l'étendue de quinze centimètres à peu près, n'avaient pas plus de deux à trois millimètres de diamètre; elles avaient presque détruit la muqueuse, mais la séreuse était encore intacte. Le reste du tube alimentaire offrait, dans quelques points, de légères arborisations dont on ne tiendrait pas compte dans tout autre cas. Peut-on conclure que ces désordres seuls ont pu causer la mort, quand on sait que des lésions traumatiques graves de l'estomac, de l'intestin, du foie, du poumon, du cœur, du cerveau même, n'ont pas amené la mort sur des sujets sains? (1). Y a-t-il, dans cette affligeante maladie (la fièvre typhoïde), quelque chose de plus à réparer que le désordre organique, et que la thérapeutique la mieux entendue ne peut atteindre? Tous nos systèmes, tous nos tâtonnements ne viennent-ils pas de ce que la cause ne nous en est pas bien connue?.... Est-ce à

(1) Voir les observations à la fin du volume.

dire cependant qu'on ne doive rien faire, rien tenter, et laisser le malade aux seuls soins de la nature ? non, sans doute. La thérapeutique, comme on le sait, a long-temps précédé la pathologie. Les premiers hommes qui ont soulagé leurs semblables n'ont vu d'abord que la douleur ; si, en faisant des essais, ils ont guéri, ou aidé la nature dans ses efforts, c'est donc l'expérience qui a commencé et les a mis plus ou moins sûrement sur la bonne voie dans leurs recherches. Les maladies et leurs causes n'ont donc pu être étudiées et appréciées que long-temps après. A mesure que les temps se sont écoulés, le voile qui les couvrait a pu être soulevé. Ne désespérons pas de voir disparaître, avec le temps, celui qui enveloppe la cause encore inconnue de certaines altérations générales, comme celles de la maladie dont nous parlons, celles de la scrophule, du cancer, de ces *noli me tangere* qu'on ne guérit pas, quoi qu'on en dise, et que les anciens défendaient de toucher ; enfin d'une foule d'autres affections qui ne sont encore pour nous que nerveuses, et qui, après avoir résisté long-temps à tous nos essais thérapeutiques guérissent, à notre grand étonnement, quand, en désespoir de cause, nous les abandonnons aux soins de la vigilante nature. Mais revenons à la fièvre typhoïde.

Endémique d'abord, comme toutes les maladies contagieuses, la fièvre typhoïde se développe sous l'influence de causes prédisposantes générales, et elle peut atteindre successivement plusieurs sujets qui y seraient soumis; alors elle règne épidémiquement et sans contagion. On peut, sans danger, accorder ses soins aux malades pendant le cours de l'épidémie, qui peut durer plusieurs semaines, peut-être plusieurs mois; seulement elle se propage parce que les sujets atteints sont sous l'influence des mêmes causes prédisposantes, lesquelles finissent par disparaître dans des conditions de température favorables à leur destruction. Mais, si ces conditions se font trop attendre, bientôt le nombre des malades augmente et la mort fait une ample moisson. La désolation se met dans les familles, la terreur démoralise les habitans des villes et des campagnes; les maisons particulières, les hôpitaux, les prisons, les ateliers s'encombrent de morts et de mourants, et l'épidémie ne tarde pas à devenir contagieuse sous l'influence des miasmes qui, se dégageant de toutes parts, ajoutent leurs propriétés délétères à l'air dont ils aggravent la constitution morbifique. C'est alors que l'expiration pulmonaire, que l'exhalation cutanée vicient de plus en plus l'atmosphère; en outre, les émanations qui se dégagent des suppurations abondantes que fournissent ces plaies gangréneuses qui tourmentent les infortunés amaigris et usés par la maladie; les suppurations, souvent plus abondantes encore, qui suivent ces larges et nombreux vésicatoires dont on les couvre et qui sont, la plupart, mal soignés et trop longtemps entretenus; la mauvaise habitude, dans certains hôpitaux, de laisser dans les salles et sur le sol, pendant le service chirurgical, les cataplasmes, les linges de plaies tout fumants et couverts de pus, d'où s'échappent des émanations non moins nuisibles ; enfin, la difficulté ou l'impossibilité de changer les literies, pour les nétoyer et les aérer, et l'omission d'une foule d'autres précautions hygiéniques qu'il serait trop long d'énumérer, telles sont, on n'en peut douter, les nouvelles causes qui, ajoutées aux premières, convertissent une simple épidémie en une maladie contagieuse. Comment se rendre compte de la nature de la cause mortifère, qui se communique d'autant plus sûrement qu'on a été plus long-temps exposé à son influence ? Si l'on a vu des malades ne pas contaminer ceux qui les assistaient, et d'autres au contraire communiquer la maladie, lors même qu'ils sont transportés loin du foyer de l'épidémie, c'est que les premiers l'avaient contractée à cette époque où elle n'avait pas encore fait de grands ravages, à cette époque où les morts et les mourants, encore peu nombreux, n'avaient pas, ainsi que les autres agents dont nous venons de parler, assez ajouté d'activité, de puissance aux causes prédisposantes ; à cette époque enfin où les émanations n'avaient pas encore acquis cette propriété toxique qu'elles ont chez les malades atteints plus tard, quand l'épidémie est dans toute sa force. Alors, les communications sont à craindre, et l'on ne peut approcher sûrement les contaminés qui, non seulement portent en eux (si on peut l'appeler ainsi) le germe de la maladie, mais encore l'exhalent peut-être par tous les pores. N'est-ce pas ainsi d'ailleurs que se développent les épidémies contagieuses ? N'ont-elles pas toujours leur origine au milieu d'influences extérieures que nous ne pouvons apprécier ? Peut-on douter que l'air de la contrée, du lieu même où elles prennent naissance, ne soit vicié par une cause inconnue, dont la nature et l'essence se dérobent à nos investigations, et qui, en passant par l'économie animale, s'y élaborent, pour ainsi dire, en altérant l'organisme, et acquièrent des propriétés nouvelles telles qu'il suffit d'approcher les malades pour être contaminé ? Le fléau destructeur continue ses ravages, jusqu'à ce que les circonstances atmosphériques soient de nouveau modifiées, de manière à anéantir ou éliminer ces *génies* mortifères, qui peut-être s'usent au milieu de leurs désordres. On voit, d'après ce que nous avons dit, qu'une maladie donnée, quelque faible ou grave qu'on veuille la supposer, peut exister avec ou sans sa cause déterminante; qu'elle est toujours le résultat d'une lésion vitale ou organique, dont les symptômes sont les premiers phénomènes qui nous la révèlent, en nous signalant un désordre quelconque de l'économie. On comprend aussi que ce désordre lui-même ne peut avoir lieu sans une altération de tissu plus ou noins appréciable, ni sans une altération de fonction (dans un système ou appareil d'organe dont le tissu reste intact) sympathique d'un désordre organique plus ou moins éloigné, ni enfin sans une lésion de l'inervation, dont nous n'avons pas bien souvent la raison, mais à la recherche de laquelle nous ne pouvons nous dispenser d'aller, bien qu'il soit difficile, sinon impossible, de la découvrir. Qui ne sait d'ailleurs le rôle que joue l'inervation ganglionaire dans les névroses de certains organes ou appareils (le cœur, le poumon, l'intestin, le foie, la rate, le cerveau même, etc.), et combien ces névroses troublent l'harmonie fonctionnelle par les nombreuses sympathies qu'elles mettent en jeu, et combien aussi elles peuvent faire commettre d'erreurs dans le diagnostic ? ....

Ainsi lésion, désordre, symptômes, nous traduisent la maladie, qui pour nous ne sera qu'une fonction morbide, soit locale, soit générale. Une maladie n'est donc pas dans sa cause déterminante, mais bien dans la cause des phénomènes produits, puisque, comme nous venons de le faire remarquer, cette cause déterminante peut ne plus exister, bien que le désordre continue plus ou moins long-temps après sa disparition et qu'il puisse même amener la mort du sujet. Ainsi il serait aussi inexact de dire que tous les virus contagieux sont les maladies qu'ils déterminent, qu'il le serait d'affirmer que le venin du crotale, de la vipère, de l'abeille etc ; que les miasmes méphitiques de toute nature sont autant de maladies. Ne serait-il pas absurde de penser que l'épine qui a piqué, le corps qui a frappé, la balle qui a fracassé les os, l'air froid qui a pénétré le poumon, le corps étant en sueur, d'où résulte souvent une lésion plus ou moins profonde de cet organe et de ses annexes ; qu'une suppression de transpiration, par quelque cause que ce soit, dont les conséquences sont quelquefois si funestes ; enfin, que les affections morales si nombreuses, et qui portent souvent tant de trouble dans l'inervation que les désordres organiques qu'elles produisent, sont le plus communément incurables, sont autre chose que des causes de maladies ? Il est évident cependant que certaines affections ont un caractère spécial, si la cause qui a frappé est spécifique ; que ces affections sont d'autant plus graves que cette cause a frappé avec plus d'énergie et qu'elle a plus profondément altéré les solides ou les liquides et dérangé l'harmonie vitale ; mais cette cause, qu'elle persiste ou disparaisse aussitôt qu'elle a produit son effet, ne peut être la maladie, qui n'est jamais que le résultat de son action, ou mieux que l'ensemble des phénomènes produits. Cependant il est des maladies, telles que la syphilis, par exemple, dont la cause ne peut être séparée de l'effet, parce que dans cette affection la cause est elle-même un produit morbide, et qu'un produit de cette nature est réellement l'affection qui ne peut cesser que lorsqu'on parvient à le détruire, ou si l'économie ne s'en débarrasse seule en l'éliminant par les organes destinés aux excrétions. C'est surtout par la surface cutanée que les virus contagieux sont éliminés ; telles sont ceux de la variole, de la vaccine, de la rougeole et de la scarlatine. Aussi toutes ces affections portent-elles le nom du virus qui les produit, parce que ce virus est pour ainsi dire la maladie. On pourrait affirmer que la surface cutanée, par laquelle ces virus pénètrent dans l'économie, est la route qu'ils reprennent pour s'en retourner, après avoir produit leur ravage, sans avoir perdu de leur activité....

Mais il ne viendra jamais à la pensée que les miasmes qui se dégagent soit des fosses d'aisance, des cloaques, des marais qui recèlent des débris végétaux en putréfaction; soit des grands hôpitaux, des prisons, où l'encombrement produit des émanations si délétères, sont des maladies. Enfin, jamais on ne pensera que la perte d'un objet chéri, de la fortune, de la réputation, de la liberté, sont autre chose que des causes de désordres fonctionnels dont le cerveau est le point de départ. N'est-ce pas là, en effet, que frappe tout ce qui affecte l'âme, le *moi ?*... siége de toutes les passions, de l'amour, de la haîne, de l'ambition, de la jalousie, de la colère, des chagrins profonds, etc., etc.; quand le coup qui frappe ne détruit pas entièrement l'harmonie mentale; quand l'individu pense encore et que ses pensées, ses souvenirs de tristesse ou de regrets, ne peuvent être détournés de leur objet, le cerveau, par ses nombreux rapports avec le système nerveux ganglionaire, réagit sympathiquement sur toute l'économie, ou spécialement sur un des organes ou appareils d'organes contenus dans les deux autres cavités splanchniques. De là, ces désordres dans les fonctions digestives ; ces dispepsies, ces gastralgies, ces gastrites chroniques qu'on a, sans aucun doute, trop exagérées, mais aussi dont on ne tient pas assez compte aujourd'hui que le nom de cette maladie est presque une hérésie ; de là, ces altérations chroniques du foie qui ont fait considérer cet organe comme le siège des passions tristes, de la mélancolie, affection qualifiée mal-à-propos de maladie imaginaire, et dont la cause occasionnelle consiste réellement dans une aberration de la pensée ; de là ces altérations dans les fonctions utérines, chez les filles surtout, dont la menstruation dérangée résiste à tous nos moyens thérapeutiques, pour ne se rétablir que sous l'influence d'une *dérivation mentale*; de là enfin ces désordres souvent incurables dans les fonctions du cœur qui en amènent l'hypertrophie ou l'amincissement, dont les suites sont si déplorables par les angoisses qui précédent la mort.

Mais la nature de la plupart des causes physiques des désordres de la vie, que ces causes soient sporadiques, endemiques, épidémiques, ou enfin contagieuses, n'est-elle pas encore à découvrir ? Les maîtres de l'art n'ont-ils pas toujours échoué dans la recherche de ces élémens destructeurs, malgré leur profond savoir, leur longue expérience et leur sagacité ? Que d'hypothèses, de théories, de systèmes se sont remplacés tour-à-tour pour chercher la vérité sans pouvoir l'atteindre ! Que d'analyses chimiques, combien de moyens thérapeutiques différents ont été et seront encore l'un après l'autre prônés, essayés infructueusement ?

Qui pourra jamais nous dire, dans l'état actuel de la science, qu'elle est la nature des causes de ces fièvres intermittentes sporadiques ou autres qui résistent si long-temps ; de la peste, de la fièvre jaune, du choléra, du typhus, de la fièvre typhoïde qui s'en rapproche tant, et que maintenant on croit voir *presque partout*; de la grippe, de la suette, de la scarlatine, de la rougeole, etc., etc.? Ces maladies sont-elles miasmatiques seulement, ou, comme la variole ou la syphilis, ont-elles pour cause un virus *morbide*, dont la nature n'est pas mieux connue ?

Si nos devanciers n'ont pu, malgré leurs nombreux travaux, découvrir la nature des causes des maladies les plus graves qui détruisent notre espèce, est-ce à dire qu'il ne faut plus chercher, qu'il faut en rester là ? Non, sans aucun doute : si les siècles qui se sont écoulés ont eu leurs découvertes, le nôtre a aussi les siennes, et les sciences marchent assez rapidement pour qu'on ne doute pas que nos neveux sauront mettre à profit les travaux qu'on a fait avant eux, pour aller plus loin encore.

CHAPITRE XI.

DE L'ÉTAT ÉPIDÉMIQUE. — UN MOT SUR LES ÉPIDÉMIES EN GÉNÉRAL ET SUR LE TRAITEMENT DES SUJETS ATTEINTS.

Toute épidémie constitutionnelle ou miasmatique ne se développe que sous l'influence d'un état anormal de l'air ; état toujours dû à quelques principes délétères qu'on ne peut *apprécier*, *à* quelques *variations* électriques ou hygrométriques de l'atmosphère, ou enfin a quelques changements de température. Ainsi, les remarques et les expressions vulgaires d'air *mal sain*, d'air *empestiféré*, de temps *malade*, etc., ont quelque chose de vrai que tout le monde comprend, parce que chacun en ressent plus ou moins l'influence. En effet, le temps peut, comme on le dit vulgairement, être *malade* dans toute l'acception du mot ; et il l'est toutes les fois que l'atmosphère éprouve quelques vicissitudes, quelques désordres dans sa constitution ; et cet état morbide, si on peut l'appeler ainsi, peut aller en s'aggravant pendant quelque temps, ensuite rester stationnaire, et cesser par degrés pour faire place à l'état normal, lorsque la cause a disparu. Mais aussi cette cause peut ne disparaître qu'en laisant des traces de son passage, soit dans notre espèce, soit dans celle des autres animaux, surtout chez les animaux domestiques (Epidémies, épizooties). Tout le monde sait que l'air, dans sa plus grande pureté, c'est-à-dire dans l'état normal, est composé de 0, 78 de gaz azote, 0, 21 de gaz oxigène et d'environ 0, 01 de gaz acide carbonique. Dans une atmosphère pure de toute émanation délétère, la maladie la moins grave en apparence, la fièvre muqueuse simple, par exemple, développée sporadiquement sous l'influence de quelques causes inappréciables, provenant du sujet même, peut néanmoins révêtir le caractère typhoïde, se terminer d'une manière heureuse ou conduire à la mort, et s'arrêter là, ces exemples ne sont pas rares, si l'état typhoïde n'a pour cause que la gravité de la maladie, due à la constitution plus ou moins détériorée du malade. Mais aussi elle peut régner épidémiquement, si le caractère typhoïde se manifeste sous l'influence d'une altération quelconque de l'atmosphère, continuer assez long-temps et disparaître tout-à-fait, sans avoir été contagieuse; elle peut aussi, à la longue, revêtir ce caractère, bien que des praticiens très-distingués le nient complétement. Cette négation vient sans doute de ce que tous les médecins ne sont pas d'accord sur le mot contagion; ce qui n'arriverait pas si l'on admettait en principe que la contagion peut arriver de deux manières, par virus ou par infection miasmatique. Par virus, elle peut avoir lieu médiatement ou immédiatement; par infection, elle est seulement immédiate. Dans le premier cas, se rangent naturellement la syphilis, la vaccine, la variole, la rougeole, la scarlatine, la peste peut-être; dans le second, nous placerons toutes les épidémies qui peuvent devenir contagieuses : tel était le typhus proprement dit (1), qui a régné dans le nord pendant les pénibles campagnes de l'empire, à *Dantzick*, *Gutstat*, *Thorn*, où j'ai largement payé mon tribut, où un si grand nombre d'officiers de santé de toutes les classes ont succombé ; et dans la Péninsule, où le typhus et la fièvre jaune (typhus ictérode) ont fait tant de ravages. Le nombre des victimes était si considérable à Santarem, que les cours du grand hôpital étaient remplies de cadavres qu'on entassait les uns sur les autres en les faisant passer par les fenêtres, seul moyen qui nous restât pour en débarrasser les salles. Enfin, la fièvre typhoïde, qui a tant de rapports avec les deux maladies précédentes qu'on peut les considérer comme identiques, à quelques différences près dans la gravité des symptômes qui les caractérisent.

Tous les médecins savent que le caractère typhoïde peut compliquer une foule de mala-

(1) De même que les fièvres nosocomiales, celles des prisons, etc.

dies sporadiques, lorsqu'elles arrivent à régner épidémiquement. Ainsi il n'est pas rare de voir des épidémies de pneumonie, de grippe, de dyssentérie, si fréquente dans les classes pauvres, dans les armées en campagne, dans les prisons, les hôpitaux encombrés, où les aliments sont assez généralement de mauvaise nature, il n'est pas rare, dis-je, de voir ces épidémies révêtir le caractère *d'adynamie*, de *putridité*, *d'ataxie*, symptômes typhoïdes qu'on ne peut méconnaître. Il y a donc évidemment deux espèces d'épidémies, l'une constitutionnelle, l'autre miasmatique. La première, nullement contagieuse, tient, comme nous l'avons déjà dit, à l'état local de l'atmosphère, et n'atteint que les sujets soumis aux mêmes influences, aux mêmes causes. Il est difficile sans doute d'apprécier la nature de l'état de l'atmosphère dans ces sortes d'épidémies, et de dire pourquoi telle ou telle affection règne plutôt que telle autre; mais il n'en est pas moins vrai que les individus plongés dans le foyer épidémique sont exposés à subir la maladie qui, à quelques nuances individuelles près, offrent le même caractère général chez tous. Il n'est pas rare non plus de voir quelques-unes de ces épidémies, la dyssentérie surtout, devenir contagieuses en passant à l'état typhoïde; ce qui ne veut pas dire toutefois que la fièvre typhoïde et le typhus soient toujours contagieux. Une épidémie qui devient contagieuse, et elle arrive à cet état par toutes les causes que nous avons énumérées, présente toujours trois phases ou périodes plus ou moins tranchées pendant son cours. De même qu'une maladie, elle a ses périodes de développement, d'accroissement, de décroissement. Du premier sujet atteint, elle va en s'étendant à un plus ou moins grand nombre d'individus, envahit progressivement une plus grande étendue du sol, s'arrête dans sa marche, reste stationnaire, puis enfin le fléau diminue graduellement pour disparaître après avoir fait tous ses ravages. Ainsi, période d'accroissement, période stationnaire, période de décroissement, voilà la marche que suivent toutes les épidémies, même celles qui deviennent contagieuses. De là, sans aucun doute, de grandes modifications thérapeutiques à apporter dans ces différentes phases. Comme on sait que pour tracer le traitement d'une maladie, on doit avant tout en rechercher la cause, on a cru trouver celle de la fièvre typhoïde dans les désordres organiques qu'on a rencontrés chez les sujets victimes de cette affection : on a bien vu que les altérations intestinales, les ulcérations des glandes de Peyer, les altérations des glandes et ganglions mésentériques, en constituaient les caractères principaux ; mais on n'en a pas plus appris sur sa cause radicale, et, cependant, on est parti de là pour formuler divers systèmes devant servir de base au traitement. Mais, nous le demandons, quels enseignements peuvent offrir, à la thérapeutique de ces maladies, les recherches d'anatomie pathologique, les recherches microscopiques, les analyses chimiques ? Que peuvent nous apprendre ces minutieuses investigations, sur la nature des causes des épidémies et leur manière d'agir sur l'ensemble de la vie ? Une lésion matérielle de tissu (quand elle n'est pas traumatique), comme celle des ganglions mésentériques, du cerveau, du poumon, etc., de même que l'altération des liquides (lymphe, bile, sang), n'est et ne peut être qu'un effet provenant d'une cause occulte qui se manifeste par des phénomènes plus ou moins sensibles ; mais cette lésion ne peut indiquer la nature de sa cause, et une maladie n'est que la forme sous laquelle se manifeste cette cause, dont la source est dans les *ingesta* ou dans telle ou telle condition de l'atmosphère, et qui agit, on ne sait comment, sur l'ensemble organique vivant. Les lésions et les altérations des solides et des fluides ne sont donc que secondaires ; c'est, pour ainsi dire, le champ de bataille où se passe l'action. Vouloir agir activement et seulement sur le lieu du désordre pour modifier, comme on le dit, les fonctions vitales, ce serait, sans aucun doute, sinon augmenter le désordre, au moins ne rien faire contre une cause dont la manière d'agir sur l'ensemble fonctionnel ne nous est pas mieux connue que sa nature ; et pourtant, c'est cette cause qu'il nous faudrait attaquer et détruire. Mais comment agir sur cette cause que nous ne pouvons comprendre ? Réduits à formuler des systèmes, à faire des hypothèses qui se rapprochent plus ou moins de la vérité, nous admettons un mode de traitement basé sur les phénomènes morbides ou sur des désordres pathologiques, que quelques médecins considèrent encore comme cause, quand tout porte à penser qu'ils ne sont que le résultat de la maladie, dont la cause nous reste encore inconnue. C'est cependant en admettant l'hypothèse que les désordres de la muqueuse digestive sont la cause et non l'effet de la maladie, que le professeur du Val-de-Grâce établit sa gastro-entérite grave, M. Bretonneau sa dothinentérite, M. Petit son entéro-mésentérite, etc., etc, D'autres ont regardé la maladie comme une affection exanthématique, et chacun a basé son système de traitement d'après la nature des désordres observés, et surtout d'après la manière dont il s'en est rendu compte ou les a envisagés. Ainsi, ceux qui n'ont vu qu'une inflammation franche des organes digestifs, ont employé la médecine antiplhogistique dans toute sa rigueur ; ceux qui n'ont vu, dans ces désordres locaux, que le résultat de la présence de matières acres qui séjournent dans l'intestin, ont purgé à outrance ; d'autres, plus raisonnables et mieux inspirés, ont pris, dans l'une et l'autre méthode, ce qui leur a semblé le plus convenable aux différentes phases de la maladie ; d'autres enfin ont ajouté à ces moyens les dérivatifs cutanés, souvent outre mesure, et ont cru, en outre, devoir stimuler intérieurement, tonifier, inciter même, pendant la première phase de l'épidémie et dans la période d'acuité de la maladie. Toutes ces théories ayant eu leurs succès et leurs revers, quelle est la meilleure, se demandera le médecin consciencieux, le praticien philanthrope, et surtout le médecin des campagnes qui n'a pas, comme celui des grandes villes, la ressource des réunions et les conseils de ses confrères, et sur lequel seul tombe toute la responsabilité? Pourquoi, se dira-t-il, cette divergence d'opinions sur la nature et le traitement d'une maladie dont la cause est la même pour tous? car si le traitement adopté subit entre les mains du praticien quelques modifications commandées par les différences individuelles, il n'en est pas moins vrai qu'on suit les mêmes errements, pour tous, pendant le cours de l'épidémie, et cela sans avoir égard aux trois phases qu'elle présente dans sa marche; tandis qu'il est évident pour l'homme qui veut réfléchir, qu'il n'est pas plus logique d'agir ainsi, qu'il ne le serait, dans une maladie donnée, de n'en pas diriger le traitement d'après la marche qu'elle suit dans ses différentes phases. Car ce qui convient dans la période d'acuité de la maladie ne serait plus convenable lorsque les phénomènes de l'inflammation sont conjurés; c'est alors la période stationnaire qui offre des phénomènes d'un autre ordre, et qui se conjurent à leur tour pour faire place insensiblement à ceux de la troisième période, celle de la convalescence. Ainsi, pendant le cours d'une épidémie de fièvre typhoïde contagieuse, on doit tenir compte des trois phases par lesquelles elle passe. Pendant la première, qui offre encore des nuances de gravité selon les lieux, les localités, les premiers sujets atteints le sont en général moins gravement que ceux qui suivent; ils succombent moins promptement; cela tient sans doute à ce que l'épidémie n'est encore que constitutionnelle; mais à mesure qu'elle fait ses ravages, des miasmes nouveaux se dégagent incessamment et ajoutent, comme nous l'avons dit, aux principes délétères de l'atmosphère. Pendant cette première phase, dont la durée ne peut être bien déterminée, bien tranchée, les premiers sujets n'ont pas été très long-temps soumis aux influences morbides; ils ont encore toute leur énergie physique et morale ; le mot épidémie est à peine prononcé. Chez eux la réaction vitale est plus forte, les phénomènes sont plus inflammatoires. On conçoit alors que le traitement antiphlogistique doit le plus souvent avoir la préférence. Ainsi les émissions sanguines modifiées selon l'état du sujet, les boissons aqueuses nitrées à doses tempérantes sont indiquées. On doit aussi entretenir la souplesse du ventre et sa chaleur à l'aide de fomentations émolientes ; frictionner souvent les extrémités pelviennes, surtout avec du vinaigre chaud et aromatisé, et les couvrir ensuite ou mieux les envelopper d'étoffe de laine soyeuse pour y conserver la chaleur et l'humidité. Tels sont les moyens généraux qui conviendront de préférence.

A mesure que le temps marche, les malades se multiplient, l'influence délétère de l'atmosphère augmente de plus en plus, porte dans l'économie des désordres plus graves, et l'épidémie n'attend pas la fin de la première phase pour devenir contagieuse : alors ses ravages s'étendent progressivement, et les infortunés atteints le sont d'une manière d'autant plus grave qu'ils ont été plus long-temps plongés dans le foyer de la contagion; beaucoup d'entre eux succombent peu de jours après avoir été contaminés. Arrivée là, l'épidémie ne fait plus de progrès, elle semble s'arrêter dans sa marche, et le nombre des victimes reste à peu près stationnaire. Ce n'est plus le tour alors de la médecine débilitante qui, si elle a obtenu des succès dans la période d'accroissement, échouerait infailliblement dans celle-ci, et ne manquerait pas d'augmenter les phénomènes morbides chez des sujets depuis trop long-temps plongés dans le foyer d'infection. On n'a plus affaire maintenant à des sujets neufs de toute impression, à des sujets forts et vigoureux, à suffisante réaction. Ici, au contraire, ce sont des individus dont le moral et le physique sont affectés, les digestions dérangées depuis plus ou moins long-temps, et chez lesquels les solides et les liquides sont, comme on le dit, appauvris, parce qu'il y a eu moins d'assimilation, moins d'hématose ; chez lesquels enfin le produit sécrété de la muqueuse intestinale, étant lui-même délétère, peut par son séjour irriter, enflammer cette membrane et ajouter aux dangers de la maladie. Que feraient dans cet état de choses les émissions sanguines coup sur coup, pour enrayer la marche des désordres chez les individus dont la constitution est déjà depuis long-temps détériorée, chez des sujets qui manquent de réaction ? N'est-ce pas alors qu'il faut employer les légers évacuants, sagement administrés et toujours modifiés selon l'état du malade, les boissons un peu amilacées, un peu toniques et légèrement acidulées ; prescrire les dérivatifs cutanés, tels que les frictions aromatiques ou acidulées chaudes sur la périphérie, pour rappeler vers la peau la chaleur et la vie qui se concentrent trop, et obtenir une douce réaction générale ? Toutefois, on ne doit pas négliger de combattre, soit par des émissions sanguines sagement dirigées selon l'occurrence, soit par d'autres moyens dérivatifs, les phénomènes sympathiques cérébraux et autres qui compliquent trop souvent ces déplorables maladies.

Enfin, quand la contagion a fait bien des ravages, arrive la troisième phase de l'épidémie, celle de décroissement. En effet, de même qu'un ennemi redoutable, qui, fatigué de détruire, cesse son carnage et succombe d'épuisement, le fléau finit par s'éteindre. Mais avant de disparaître entièrement, il fait encore bien des victimes ; il laisse long-temps des traces de son passage ! Pendant cette dernière phase, que l'on pourrait regarder comme la convalescence de l'épidémie, les désordres présentent déjà moins de gravité. Les sujets atteints, bien que dans des conditions physiques et morales non moins graves, présentent des phénomènes moins inquiétants, parce que la cause perd chaque jour de son intensité ; aussi le traitement doit-il encore subir quelques modifications. Les émissions sanguines, qui trouvent si souvent leur application pendant la première et quelquefois même pendant la seconde phase, sont bien rarement indispensables ici, où les forces sont épuisées; au moral par la douleur et les regrets qu'entraîne la perte des proches ou des amis, au physique, non seulement par toutes les causes ambiantes dont nous avons parlé, mais encore par l'ingestion d'aliments toujours en contact avec les principes de la contagion. C'est dans cette dernière phase de l'épidémie qu'on doit chercher avec discernement à réveiller, pour ainsi dire, l'organisme engourdi, en ajoutant aux moyens généraux de la deuxième, les toniques, les incitans diffusibles, les cordiaux, les vins généreux, des frictions alcooliques camphrées sur la surface du corps, pour rappeler les fonctions cutanées si importantes, enfin quelques vésicatoires camphrés et volants sur les extrémités pelviennes. Mais soyons avares de ce dernier moyen, presque toujours suivi de plaies gangreneuses qui, comme nous l'avons très souvent remarqué, suppurent abondamment, et dont la suppuration, ajoutée à celle que fournissent ces ulcérations qui se développent par la compression sur les régions sacrées et trochantériennes, prolonge la convalescence, ou le plus souvent conduit à la tombe les infortunés qu'elle épuise.

CHAPITRE XII.

QUE LA MÉDECINE NE RESTE PAS EN ARRIÈRE DES AUTRES SCIENCES.

La médecine, qui marche de pair avec les autres sciences, est une longue échelle dont les échelons sont très distants les uns des autres. Les hommes qui se sont hasardés à franchir les premiers, nous ont tracé la voie pour franchir à notre tour et successivement ceux qui suivent; nous profitons chaque jour des découvertes qu'ils ont faites. Les nombreux matériaux qu'ils ont laissés, en nous apprenant ce qu'ils ont fait et comment ils l'ont fait, nous enseignent aussi ce qui nous reste à faire pour marcher sur leurs traces, et être utiles à notre tour. Nous avons de plus qu'eux les documents qu'ils nous ont légués; ils nous ont défriché le sol aride de la science, ils en ont tiré tout le suc qu'ils ont pu en extraire ; mais ils ne l'ont pas épuisé, parce que, bien qu'aride et difficile à cultiver, il est inépuisable ; d'ailleurs, les immenses connaissances qu'ils nous ont transmises sont des léviers puissants dont nous apprenons chaque jour à mieux nous servir....

La civilisation, en s'efforçant de marcher vers la perfection, semble laisser bien loin derrière elle le souvenir de ceux qui nous ont devancés ; nous semblons aussi ne plus autant apprécier leurs travaux ; nous nous émerveillons de nos plus petites découvertes ; nous nous en vantons même, et nous oublions facilement qu'elles sont moins notre ouvrage que le résultat de celles qui les ont précédées, et pour lesquelles nos pères ont eu d'autant plus de mérite que les moyens de trouver étaient moins nombreux, moins faciles. La science est comme une digestion laborieuse ; les progrès en sont lents, et ils doivent l'être pour que l'assimilation se fasse bien. Nous n'en sommes peut-être encore qu'aux premières périodes des connaissances humaines. Si nous échouons souvent, c'est parce que nous nous pressons trop pour arriver ; nous ressemblons à ces lecteurs de romans, qui en parcourent rapidement les pages pour être plus vite au dénouement, auquel ils arrivent sans avoir bien compris la route qui les y a conduits. Les anciens observaient avec plus de patience et mieux que nous ce qui se rencontrait sur leur passage. Ils lisaient plus souvent dans le grand livre de la nature, où Hyppocrate a découvert tant de vérités qui sont des lois pour nous. Ils étudiaient avec plus d'attention, plus de persévérance, et plus long-temps les mêmes objets avant de produire ; ils amassaient des matériaux qu'ils élaboraient dans le silence et le recueillement ; ils pensaient long-temps avant d'agir, ils écrivaient peu, et leurs travaux ne paraissaient que tard, parce qu'ils avaient, plus que nous, la conscience qu'une longue expérience est indispensable pour avoir des idées plus justes et sur lesquelles on a moins besoin de revenir. Les idées du jeune âge sont presque toujours séduisantes, mais souvent elles ne sont pas assez élaborées ; aussi la plupart de ceux qui écrivent de trop bonne heure sont-ils obligés de rectifier, quand ils ne le démentent pas plus tard, ce qu'ils ont émis dans leurs premiers essais. On croit faire avancer la science en l'encombrant d'hypothèses, et en bâtissant des systèmes dont les bases sont quelquefois si peu solides, qu'ils s'écroulent pour faire place à d'autres qui s'écroulent encore. Les anciens, qui observaient et analysaient scrupuleusement les faits, en tiraient des conséquences plus sévères et moins hasardées que nous. Il en est souvent de nos systèmes, de nos hypohèses, comme de ces principes faux sur lesquels, à l'aide d'une logique serrée, on raisonne juste. Une fois admis, l'imagination s'échauffe, l'amour-propre et une noble ambition nous tyrannisent, et l'on croit déjà pouvoir reculer les bornes de la science. On écrit, on fait secte, on entraîne quelquefois même les hommes les plus éminens, séduits par le nouveau et le brillant d'une diction facile, pure et hardie, et, pendant quelque temps, presque tous marchent dans le nouveau sentier, sans apercevoir une foule de petits écueils sur lesquels on glisse assez rapidement. Mais à mesure qu'on avance, les écueils se grossissent, se multiplient; on est forcé de s'arrêter, de revenir sur ses pas; l'erreur se dévoile, devient évidente, et le système tombe souvent avant son auteur. Alors on en revient aux anciens, à cette immortelle médecine hyppocratique, parce que c'est encore là que les vérités de la science sont le mieux tracées. Cependant on ne peut se dissimuler les progrès réels qu'ont faits les sciences médicales depuis la moitié du siècle qui vient de s'écouler jusqu'à nous, et surtout depuis les travaux des Pinel, Bichat, Cuvier, Corvisart, Laennec, Broussais, Dumas, Esquirol, Magendie, etc., des Percy, Larey, Dupuytren, Marjolin, Civiale, le Roy d'Etiolles, Heurteloup, etc.; des Lavoisier, Parmentier, Fourcroy, Gay-Lussac, Orfila, Pelletier, etc., etc., et d'une foule de contemporains étrangers qu'il serait trop long d'énumérer et auxquels les sciences médicales doivent de nombreux travaux qui resteront à la postérité comme des monuments impérissables ; tels sont, entre autres travaux, non moins recommandables, ceux du célèbre Burdach. Sa physiologie générale, justement appréciée par tous les journaux de la science, et dont nous devons la traduction au savant et laborieux docteur Jourdan, honore autant notre siècle que son auteur. Nous pourrions ajouter à ces noms illustres ceux de nos jeunes et savants professeurs de toutes les écoles : car tous rivalisent de zèle, et leurs nombreux enseignements promettent pour l'avenir de nouvelles sources où pourront puiser nos neveux.

Que dirai-je de nos savantes écoles de médecine militaire ? ne sont-ce pas de véritables centres polytechniques où une foule de jeunes adeptes remplis d'ardeur et d'avenir vont étudier la science ? Dirigés comme des enfans adoptifs, par des professeurs d'élite, par des hommes bienveillants, les éléves y puisent, jointés à une bonne théorie, des leçons pratiques, fruit d'une vaste et longue experience acquise péniblement sur presque tous les points du globe, dans ces grands hôpitaux où l'on entasse forcément des malades de toute espèce, où, malgré le dévouement et le savoir, succombent tant de victimes. Ces écoles, n'en doutons pas, où les éléves, à peine arrivés, reçoivent un grade et bientôt des appointements accordés au mérite, sont appelées à rivaliser glorieusement avec celles de Paris, de Montpellier, de Strasbourg, dans lesquelles la science est enseignée par des hommes justement placés au premier rang; mais aussi dont les étudiants, beaucoup trop libres, perdent souvent des années bien précieuses, si par leurs efforts ils n'arrivent à l'internat dans les hôpitaux civils. Il n'en peut être de même dans les écoles militaires : les éléves, toujours en présence de leurs maîtres, passent alternativement d'un service dans un autre; là, soumis à une discipline presque toute d'honneur, et forcés de travailler pour arriver à leur tour, tous sont mus par une noble ambition. Aussi, à tant de célébrités qui en sont sorties, combien d'autres viendront se joindre encore ! Enfin la science marche, arrivera-t-elle à la perfection ?

CHAPITRE XIII.

COUP D'OEIL RAPIDE SUR LA CIVILISATION, SON INFLUENCE SUR LA LONGÉVITÉ ET LA CONSTITUTION.

Malgré les difficultés sans nombre qui se présentent à chaque pas, les sciences, les arts et la civilisation marchent en se prêtant un mutuel secours. Mais cette dernière, en doublant nos jouissances, augmente incessamment et nos désirs et nos besoins, qui deviennent pour nous autant de nécessités impérieuses; et cependant nous ne pouvons les satisfaire que par les progrès de cette même civilisation, qui amollit d'autant plus qu'elle progresse d'avantage. Ces nouveaux désirs, ces nouveaux besoins qu'on se crée chaque jour et qu'on a hâte de satisfaire, se succédent si rapidement dans ce siècle de lumière que le moral et le physique s'usent, pour ainsi dire, l'un par l'autre, *vice versâ*. De là, peut-être, plusieurs de ces désolantes affections mentales, suites de déceptions, et qui se multiplient d'une manière si déplorable ; de là aussi, sans doute, cette faiblesse, je dirais presque radicale, de notre nouvelle génération qui, dans les grandes villes surtout, s'énerve encore par les veilles, les plaisirs et les excès de toute espèce, et qu'une vieillesse prématurée conduit douloureusement de regrets en regrets vers le terme fatal ! Encore un siècle et, si cela continue avec les mêmes errements, la décrépitude arrivera à cet âge de la vie où nos pères, il y a cent ans, étaient à peine en pleine vigueur. La civilisation maintenant progresse partout ; mais ses progrès se font principalement ressentir dans les arts d'agréments, de luxe (car la morale et la religion y gagnent peu), de ce luxe surtout qui se répand jusque sur nos tables que l'on couvre d'objets d'art les plus précieux et qui, ajoutés à la délicatesse des mets les plus exquis, les plus rares, les plus recherchés, nous rappellent presque les splendides soupers donnés dans la salle d'Apollon, à Tusculanum, par le fier Lucullus, tombé dans la *mollesse* après avoir été l'un des plus fameux généraux romains. Ne craignons pas de l'avancer : cette civilisation, en nous offrant nouveau sur nouveau, jouissances sur jouissances, créant aussi besoins sur besoins, nous fournit en même temps les moyens de satisfaire à tout, fût-ce même au détriment des autres ; cette civilisation, dis-je, nous blase, nous amène incessamment à l'indifférence, à la sécheresse du cœur, et nous conduit directement au positivisme, état très voisin de cet égoïsme hideux, lequel, craignons-le, sera peut-être un jour la première des *vertus sociales*, comme il l'est depuis long-temps pour une certaine *classe* rapportant tout à soi et devant laquelle tous les liens sociaux, ceux de famille même qui dejà se relâchent presque partout, doivent disparaître. Tout le monde, à la vérité, jouit largement de cette civilisation, dont les progrès et la direction sont plus faits pour *les plaisirs des sens que pour le bonheur du cœur.* C'est presque une hérésie maintenant que de s'attendrir, de sentir battre son cœur et de donner quelques larmes aux douces émotions de l'âme, aux regrets des siens, d'un ami, ou à la douleur de son semblable. Ces plaisirs des sens qui amollissent et énervent ne tendent à rien moins qu'à détériorer notre espèce, dont la moralité se relâche de plus en plus chaque jour, et dont la longévité individuelle semble se raccourcir progressivement. Voyez la jeunesse actuelle : presque partout, n'est-elle pas fanée, presque usée avant l'âge de la reproduction ? N'est-il pas à craindre que, semblable à ces plantes de serre dont on hâte artificiellement le développement, la maturité, et qui ne donnent que des fruits presque toujours avortés, n'est-il pas à craindre qu'elle ne produise aussi qu'une génération faible et étiolée comme elle ? Les maladies constitutionnelles, si fréquentes aujourd'hui, telle que la scrophule, par exemple, qui se présente sous tant de formes différentes, ne sont-elles pas le plus souvent le triste héritage d'une mauvaise élaboration de la matière organisée vivante, chez les parents épuisés ? De là viennent, sans aucun doute, ces affections profondes du système lymphatique, telles que la phthisie, les engorgements des glandes mésentériques qui constituent, chez les enfants, le carreau ; de là ces tumeurs, ces dépôts, ces caries des articulations, ces ulcérations dégoûtantes des glandes cervicales et sous-maxillaires, ces achores de la face et du cuir chevelu, enfin ces ophthalmies strumeuses, etc., etc. Toutes ces maladies résistent à notre arsenal thérapeutique, même aux préparations iodées (panacée tant préconisée), prescrites sous toutes les formes et aux doses les plus extraordinaires, si l'on ne parvient à reconstituer, pour ainsi dire, l'organisme par une bonne hygiène, une alimentation tonique et succulente, et surtout par l'air pur de la campagne et l'insolation sagement dirigée.

Il est de toute évidence qu'avec de mauvais matériaux, on ne construit jamais de solides et beaux édifices. Que peut-il advenir d'un tel état de choses, sinon des infirmités nouvelles toujours croissantes, ou au moins *l'aggravation* des misères physiques déjà si nombreuses de l'espèce humaine ? Il y a des hommes qui se croient philosophes en pensant et en disant, avec la meilleure foi du monde : mieux vaut mourir jeune et profiter de la vie ; ce qui revient à dire comme l'insensé : *courte* et *bonne* : *manducemus et bibamus, cras enim moriemur* ; maxime que la morale repousse, que la religion ne peut admettre, et que l'homme raisonnable rejette loin de lui. Qui peut assurer, d'ailleurs, que cette existence qu'on abrège par des jouissances prématurées et multipliées, sera bonne jusqu'à la fin ? car, d'après le principe, elle ne saurait se faire attendre longtemps. En admettant cet adage comme un précepte à suivre, il en résulte nécessairement qu'un homme qui a bien vécu, beaucoup vu, beaucoup appris, beaucoup joui de la vie jusqu'à trente ans, par exemple, s'il a seulement doublé ses jouissances, arrivé là, il aura soixante ans ; c'est-à-dire qu'il aura tout autant vécu qu'un homme de soixante ans. De sorte qu'en mourant dans sa cinquantième année, âge où l'homme doit être encore en pleine vigueur tant au moral qu'au physique, s'il ne s'est pas usé, il aura vécu cent ans, parce qu'il aura beaucoup senti, et que sentir c'est vivre. Mais que de mécomptes pour l'insensé qui raisonne ainsi! combien, hélas ! nous avons connu, depuis quarante ans que nous exerçons la médecine, d'infortunés des deux sexes, qui, doués d'une bonne constitution primordiale, l'ont vue se détériorer promptement parce qu'on a trop tôt hâté le *développement de leur intelligence ;* parce qu'on a voulu les faire savants de trop bonne heure dans les sciences et les arts ! Combien de parents fiers de les voir figurer, beaucoup trop jeunes, dans le tourbillon du monde, ont eu à déplorer l'excès de ces travaux et de ces jouissances prématurées et trop nombreuses ! En usant l'organisation, ces excès amènent souvent, avant la trentième année, des maladies chroniques ou des infirmités graves qui conduisent à la tombe, après avoir fait éprouver toutes les angoisses de la dernière heure. Que de sujets maintenant sont atteints de vieillesse avant l'âge par les mêmes causes ! En vain les hommes d'expérience déplorent ces calamités ; en vain ils conseillent de ne pas faire d'excès ! Mais, le moyen de n'en pas faire, pour cette bouillante jeunesse beaucoup trop avancée et qui s'émancipe long-temps avant d'avoir atteint l'âge où l'on doit sortir de sous l'aile paternelle ? Le moyen de n'en pas faire, quand tout ce qui entoure cette brillante jeunesse inexpérimentée, la convie à des jouissances, à des plaisirs toujours nouveaux et se succédant sans cesse, et quand, surtout, elle trouve si facilement les moyens de les satisfaire, si l'argent ne lui manque pas ? Et s'il lui manque, cet argent dont elle sent de plus en plus le besoin chaque jour, que ne peut-elle pas faire plus tard, si son moral n'est pas bien trempé et si de bonne heure on ne lui a pas appris à travailler et à s'imposer des privations? Avide de bonheur, de plaisirs, à peine sortie du collége, de la pension ou de l'apprentissage, cette jeunesse des deux sexes même, se hâte de jouir comme si le temps devait lui manquer. Comme elle sait trop tôt que sentir c'est vivre, elle cherche de nouvelles impressions, ses désirs se multiplient à mesure qu'elle peut les satisfaire, et elle se croit d'autant plus heureuse qu'elle base son bonheur sur la somme et la variété des plaisirs les plus sensuels dont elle abuse (les hommes surtout), sans réfléchir qu'elle se blase, qu'elle s'use et qu'elle se prépare des regrets, des infirmités, et une fin prochaine.

Loin de nous, cependant, d'être contempteur de la civilisation. Résultat forcé des premiers besoins de l'homme, fait pour vivre en société, elle s'avance avec les générations et progresse d'autant plus facilement chez les peuples, que ceux-ci deviennent plus pacifiques, surtout après une tourmente révolutionnaire et après avoir été long-temps troublés par la guerre, soit en la portant chez les nations voisines, soit en la recevant dans le foyer de la patrie. La guerre occupe trop les esprits pour qu'un peuple pense à autre chose qu'aux succès de ses armes et aux malheurs de sa patrie. Eviter et réparer ceux-ci, faire tous ses efforts pour favoriser et ajouter à ceux-là, tout est là, pour un peuple en état de guerre. Les conquérants le savent si bien, qu'ils n'encouragent que faiblement les arts et les sciences tant qu'ils ont besoin de soldats, et ils craignent la philosophie, cette science de la raison, parce qu'en rendant l'homme meilleur, plus philanthrope, elle lui apprend à gémir sur les désastres causés par leur ambition. L'éducation physique et morale et l'instruction ont plus trait à la stratégie qu'aux autres sciences. Les principales vertus d'un peuple belliqueux sont le courage et l'amour de la patrie, pour laquelle on apprend à l'enfant dès le berceau à tout sacrifier, à tout souffrir. Les masses qui abandonnent le sol natal ont moins de besoins ; le soldat doit renoncer au luxe, à la mollesse et aux douceurs de la vie de famille. Contraint, forcé de subir une discipline sévère, il souffre les privations, les fatigues, sans trop oser se plaindre; il les supporte avec courage, avec orgueil, il meurt de même. D'un autre côté, ceux qui gardent le foyer domestique se créent d'autant moins de besoins qu'ils sont plus occupés du sort des armées, où chacun compte un fils, un frère et souvent plus. Il y a toujours dans le peuple qui garde le sol de la patrie un fonds de tristesse générale qui le rend plus indifférent au luxe, aux plaisirs, et les arts et les sciences en souffrent d'autant. Dans l'état de paix, les choses changent : militaire, l'homme a peu de besoins ; il est moins poli, sans doute, mais en revanche il est plus franc, plus généreux, plus libéral, même avec son ennemi hors de combat ; il le protège, le couvre de son égide, il partage avec lui. Rentré au foyer natal, le calme succède à la vie d'agitation ; il devient père de famille, son esprit, ses goûts, ses besoins prennent une toute autre direction. De retour dans la grande famille, ses rapports interrompus momentanément se renouvellent, ses liens se resserrent et il cherche à contribuer, pour sa part, à son amélioration, à son agrandissement, à sa gloire, à son luxe. Pendant la paix, la population augmente, les besoins se font sentir de plus en plus, il faut les satisfaire. De là, forcément, la recherche ou l'invention de nouveaux moyens pour arriver plus vite au but que chacun se presse d'atteindre, de quelque manière que ce soit.

Considérée en général, la civilisation adoucit les mœurs, rapproche les nations, les peuples; elle établit entre eux des rapports de sciences, de morale, de religion, d'intérêt, de bienveillance, de commerce enfin, par la sûreté, la facilité et la promptitude des communications. Sous son influence, les sciences marchent, les arts, ceux de luxe et d'agrément surtout, font des progrès si rapides qu'on a peine à s'en rendre compte, et notre belle France, qui ne reste pas en arrière, rivalise glorieusement avec les nations voisines. Mais considérée individuellement, cette civilisation qui marche toujours, qui ne peut s'arrêter que par la décadence des nations, décadence qui ne peut manquer d'arriver encore, multiplie nos jouissances en nous donnant largement les moyens de satisfaire aux nouveaux besoins qu'elle fait naître chaque jour sous nos pas; elle procure à celui qui sait en profiter le moyen de sortir de sa sphère, et chacun éprouve le besoin d'en sortir, pour se placer dans une région plus élevée; elle fait mieux sentir à l'homme toute sa dignité; elle le rend plus fier, plus entreprenant, plus habile, plus adroit, et aussi plus astucieux pour parvenir au but qu'il se propose: *la fortune.* Mais, et nous devons le déplorer, elle enlève incessamment, et peut-être autant que la guerre, des bras à l'agriculture; bras qu'elle s'efforce de remplacer par l'invention des machines et des instruments agricoles, qu'elle ne peut mettre encore à la portée de tous ceux qui en ont besoin. Quelques économistes nous diront peut-être, contrairement à ce que nous ne craignons pas d'avancer, que l'agriculture doit bénéficier et qu'elle bénéficie, en effet, de l'incalculable quantité de bras, que depuis long-temps déjà paralysent, pour ainsi dire, dans les grandes manufactures, ces immenses et nombreuses mécaniques (mues par l'eau, l'air, le feu ou tout autre moteur) qui fournissent à la société tant et de si beaux produits et à si bon compte, que toutes les classes peuvent en profiter. Nous aussi, nous avons long-temps eu la même pensée; mais en y réfléchissant (et les résultats sont là), on se convaincra facilement, comme nous, que ces ingénieuses machines, dont les avantages sont incontestables surtout pour le luxe, les arts, les grandes et promptes communications, enfin pour toutes les douceurs de la vie, donnent moins de bras à l'agriculture qu'on pourrait le croire. Car, qui occupait-on autrefois dans ces grands ateliers où les ouvriers fourmillaient ? ce n'étaient pas généralement des sujets enlevés aux travaux de la campagne ; presque tous au contraire étaient pris dans la classe plébéienne des cités, et encore on y occupait moins d'hommes que de femmes et d'enfants des deux sexes qu'on y admettait dès l'adolescence, souvent même avant. C'était un bien sans doute et un grand bien, car on les enlevait au vagabondage des grandes villes, et la société y gagnait peut-être, en morale, ce qu'elle y peut perdre aujourd'hui en augmentant son luxe, qui se fait remarquer partout, et qui s'étend jusqu'à ces conditions où la religion, bien comprise, devrait faire un devoir sacré du contraire. Mais dans ces manufactures on exigeait trop de travail de ces infortunés, surtout des enfants, qu'on ne rétribuait pas assez et qu'on usait de si bonne heure, qu'ils étaient bientôt victimes de la cupide et hideuse spéculation de ceux qui les mettaient en œuvre. Il y a donc amélioration ? oui, sans doute, car les mécaniques fonctionnent presque seules et fournissent les plus beaux produits avec si peu de bras, qu'on en est émerveillé. Mais les bras qu'elles laissent et dont elles peuvent se passer, loin de servir aux travaux agricoles, restent, au contraire, dans les classes d'où ils sortaient et forment cette masse d'industriels et d'ouvriers de toute espèce, dont le travail se dirige vers le commerce, les arts et le luxe, condition qui leur semble moins pénible et plus en harmonie avec les tendances actuelles, que celle de s'attacher à la glèbe. Tout le monde sait d'ailleurs le peu de goût qu'ont les gens du peuple pour le labeur des champs. On voit peu de fils d'artisans se faire cultivateurs ou aller comme journaliers dans les campagnes, tandis qu'au contraire on voit tous les jours le fils du cultivateur, sachant un peu lire et écrire, venir dans les grandes villes, y prendre une profession moins honorable peut-être, et, quand il ne peut arriver à une position plus élevée, préférer, à la modeste blouse de son laborieux père, la livrée du laquais. D'ailleurs, qui peuple nos antichambres et nos cuisines? ne sont-ce pas, le plus souvent, des jeunes filles de la campagne que le luxe a séduites ? D'un autre côté, pour être paysan il faut en avoir pris les habitudes dès le berceau ; et celui qu'on n'a pas, dans son enfance, rompu à souffrir les misères attachées à la rudesse de la charrue, se décide difficilement à piocher la terre. Non seulement il est à craindre que l'agriculture manque de bras un jour ; mais encore, si la société continue dans ses errements de luxe, de plaisirs poussés à l'excès, dans presque toutes les classes, si l'on ne parvient à faire bien comprendre à l'honnête ouvrier, que *l'industriel* exploite à son profit, toute la noblesse et l'utilité de sa profession, tant pour lui que pour sa famille et ses concitoyens ; si l'on ne parvient à lui faire bien sentir toute la dignité de l'artisan, de quelque condition qu'il soit, quand il remplit moralement et religieusement ses devoirs, les ateliers, craignons-le, chômeront de bras à leur tour. Dans la grande famille, où tout doit s'enchaîner et s'entr'aider, chacun oubliera qu'il a besoin des travaux et des secours de son frère, et que celui-ci a droit de réclamer les siens en échange. Déjà, depuis long-temps, nous voyons presque partout une foule de jeunes gens pleins d'avenir et fils d'honnêtes artisans qui, désireux de les voir franchir à leur tour quelques dégrés de l'échelle sociale, font les plus grands sacrifices d'argent, souvent même au-dessus de leurs forces, pour diriger leurs premiers pas dans l'instruction, et cela, dans l'espérance qu'ils pourront les faire arriver un jour au but qu'ils se proposent. Funeste illusion pour la plupart! Beaucoup d'enfants, à la vérité, se distinguent dans leurs premières études et promettent d'heureux succès; mais sortis du collége, que feront-ils de cette première instruction, s'ils doivent en rester là?... Ils ne se trouvent plus bien dans la maison paternelle, où personne n'est plus en rapport avec eux; les petits amis de la première enfance sont mis à l'écart pour les liaisons de collége, qu'on n'est pas toujours sûr de conserver. Ils ne peuvent désormais songer à suivre la carrière de leurs pères qui, de leur côté, ayant rêvé pour leurs fils une condition plus élevée, feront de nouveaux efforts pour achever la tâche qu'ils se sont imposée. Mais si les ressources manquent, comment continuer les études de ce jeune élève dont on a gonflé le cœur d'ambition ? Si de son côté il s'est fait illusion sur son savoir et son avenir, comme cela arrive trop fréquemment, il dédaignera de se livrer à une honnête et modeste industrie; et s'il a déjà goûté de ce sybaritisme social qui amollit le physique et *détrempe* l'âme, il voudra une condition peu laborieuse, qui puisse le mettre à même de continuer ses rapports avec ses camarades de collége que leur fortune, sinon leur fierté, éloignerait de lui. Ne doutant de *rien*, il se croit capable d'occuper tous les emplois. Mais comme il y a plus de sujets que de places, et qu'il n'a pas le courage d'embrasser la noble carrière des armes, il faut qu'il attende son tour. Comment l'attendra-t-il, s'il ne sait rien faire ! Celui dont les parents peuvent encore s'imposer quelques sacrifices, à force de privations, attend en *jouissant de la vie* et en dissipant sa santé. Alors les lieux qu'il fréquente sont assez généralement les cafés, où, pour tromper son ennui, il ajoute à la douceur de ne rien faire (*il dolce far niente*, comme dit l'italien) maintes libations qui l'échauffent, le surexcitent jusqu'à la fin du jour, et il ne sort plus de là que pour se rendre dans une de ces maisons de *plaisirs* où la morale et la vertu sont des hérésies. Trop heureux s'il n'en conserve de ces souvenirs cuisants qui se propagent dans ce siècle *de progrès* d'une manière si déplorable.

Mais quand les parents ne peuvent plus suffire aux dépenses que nécessite une semblable conduite, promptement arrive le désespoir ; la misère dont il ne peut sortir le réduit au pitoyable rôle de chevalier d'industrie, sinon à celui de parasite. Il déshonore ses vertueux parents qui se sont épuisés pour lui, jusqu'à ce que la Parque, en ayant pitié, lui épargne le malhenr de trancher lui-même le fil de sa triste et hideuse existence. Celui dont la fortune suffit à toutes ces dépenses, est tout aussi coupable, quand il oublie sa position sociale pour suivre les mêmes errements. Après avoir dissipé une partie de son avoir, usé son physique et son moral; car l'habitude de la débauche émousse le cœur et conduit à l'indifférence et à la séchersse de l'âme; celui-ci, dis-je, pour se reposer et conserver les restes d'une santé délabrée, cherche à former le plus tendre, le plus sacré des liens. Trop heureuse la jeune épouse qu'on lui sacrifie, lorsqu'elle n'est pas frustrée dans la douce espérance de devenir mère un jour! Plus heureuse encore celle qui, bien constituée, pourra détruire dans son sein le *germe* de *certaines* maladies héréditaires que pourrait apporter son fils en naissant! Combien d'enfans des deux sexes naissent entachés du *vice* scrophuleux, sinon d'un autre vice non moins à redouter, dont la cause ne peut être rapportée qu'à leur mauvaise constitution *radicale* et qui, s'ils ne succombent pas dans leur première enfance, ou avant la puberté, ne se rétablissent qu'imparfaitement et conservent toute leur vie une santé délicate qu'ils transmettent à leurs descendants !

Où trouver une digue à opposer à tant d'égarements, sinon dans les principes d'une bonne éducation morale dès l'enfance, appuyée sur la religion bien comprise, bien enseignée, par l'exemple surtout, et dégagée de tous les semblants qui n'en font qu'un métier déplorable, un moyen d'arriver à la fortune au détriment de ceux qui ont la faiblesse de se fier aux apparences ? Cette religion si belle, dont la morale est si pure ; cette loi divine destinée à rendre les hommes meilleurs en les rapprochant de la pensée éternelle, à leur enseigner qu'ils sont tous égaux, que tous se doivent protection et appui, semble, maintenant, n'être qu'un manteau sous lequel l'homme insidieux se cache pour mieux tromper ses frères. On s'en fait un moyen pour arriver aux emplois, aux dignités, à la considération, aux honneurs, à l'opulence.

Tous les jours on torture, on altère les principes et la morale de son divin auteur, pour les accommoder aux exigences du siècle. La fréquentation des lieux saints est une affaire de mode, de calcul ; la religion n'est bientôt plus qu'un luxe qui consiste dans la forme à laquelle on sacrifie le fond.

OBSERVATIONS.

I. PATHOLOGIE INTERNE.

DIFFICULTÉS DE DIAGNOSTIC.

CONGESTION CÉRÉBRALE. — HÉMORRHAGIE SUCCESSIVE DES PRINCIPAUX ORGANES. — MORT APRÈS SIX JOURS DE MALADIE.

N° 1er. Le 12 août 1820, vers les deux heures de l'après-midi, on vint me chercher à la hâte et réclamer mes soins, pour un postillon âgé de vingt-sept ans. Doué d'une forte constitution et vigoureusement musclé, il faisait, comme tous les hommes de sa profession, un usage immodéré de vin et de liqueurs alcooliques. Il avait été pris subitement d'une violente céphalalgie qui s'étendait du front à la partie postérieure de la tête, et qu'il comparait à un lien fortement serré autour *du crâne*. La face, d'un rouge foncé, était très tuméfiée; les yeux larmoyants, gonflés et fort saillants. Ce malade éprouvait des vertiges et de l'oppression ; une sueur abondante sillonnait son front et sa poitrine ; son pouls très-dur et plein donnait de quatre-vingt-quinze à cent pulsations, sa peau était brûlante et sèche aux mains et aux avant-bras ; il avait les pieds à l'eau depuis dix minutes à peu près, quand j'arrivai. Comme il ne pouvait me donner de renseignements sur la cause de son accident, ni sur ce qui s'était passé avant l'invasion des symptômes qui se manifestaient, je craignis les suites d'une congestion cérébrale qui me paraissait imminente, et je pratiquai sur-le-champ une forte saignée du bras ; je prescrivis le repos le plus absolu et une boisson acidulée et nitrée à dose tempérante. Un soulagement marqué suivit l'émission du sang. Ce calme dura jusqu'à huit heures. La nuit fut agitée.

Le 13 au matin, même état à peu près, du côté de la tête, que la veille, après la saignée ; mais expuition fréquente de sang pur, rutilant et fort peu écumeux. Ce nouveau symptôme effraie le malade, qui réclame de lui-même une nouvelle saignée. La poitrine résonnait bien partout ; la respiration, quoiqu'un peu gênée, se faisait bien entendre des deux côtés ; mais le pouls était tout aussi dur et aussi fréquent qu'avant la première émission sanguine.—Saignée du bras, 300 gram. ; le sang est aussi rutilant et se coagule en tombant dans le vase. Deux heures après, couenne de plus de deux lignes d'épaisseur (environ 6 millim) ; caillot dur, rouge foncé ; très peu de sérosité. Mêmes moyens, plus, eau de veau nitrée à dose tempérante, pour alterner avec la limonade ; pédiluve salé, le soir, lavement simple. Nuit assez calme, un peu de sommeil. Les crachements de sang n'ont pas reparu.

Le 14 au matin, tout le corps, principalement les membres thoraciques, est recouvert d'une éruption confluente semblable à de larges morsures de puces; la douleur de tête est très augmentée; la soif est ardente, et le pouls, très-dur et très-élevé, donne au moins cent vingt pulsations.

L'hémoptysie a reparu dans la journée; elle est très-inquiétante par son abondance; il y a en outre des vomissements et des selles bilieuses, mélangés d'une assez grande quantité de sang noir. — Saignée du bras, 250 gram. environ. Soulagement marqué presqu'aussitôt après la saignée : l'hémoptysie et les évacuations ne reparaissent plus dans la journée. Le sang, examiné trois heures après sa sortie de la veine, n'est plus aussi couenneux; le caillot est presque noir, mou et moins abondant; il contient par conséquent beaucoup plus de sérosité.

Le 15 au matin: le corps est encore plus rouge que la veille; il y a eu quelques gardes-robes noirâtres dans le cours de la nuit; du reste, plus de vomissements ni d'hémorrhagie. Pouls réduit à soixante pulsations.—Les mêmes boissons ont été continuées.

Le 16 au matin : amélioration sensible; encore quelques selles roussâtres, peu abondantes. Le malade est très-calme, il n'accuse aucune douleur; sa respiration est ample, fort libre; enfin, tout fait croire à la terminaison heureuse de cette grave maladie. — Mêmes boissons. Vers midi, une hématurie sans symptômes précurseurs détruit nos espérances. Le sang coule abondamment, il est presque pur, la couleur en est foncée. Le malade ne révèle aucune souffrance, tant du côté des reins que du côté de la vessie; il est faible. Je ne pense plus aux émissions sanguines, *qui n'avaient pas été ménagées* ; j'insiste sur les boissons acidulées et nitrées. La nuit suivante fut orageuse ; l'hématurie continua avec autant de violence, et toujours le sang semblait pur ; mais il était grumelé et de couleur roussâtre, ce qui me fit croire qu'il séjournait dans la vessie. Le ventre était souple, il n'y avait plus eu de selles d'aucune espèce.

Le 17 au matin : céphalalgie gravative, paupières pesantes ; les yeux peuvent à peine s'ouvrir, la face est d'un rouge très-foncé, la surface du corps recouverte de taches pourpre noirâtre, larges comme des lentilles (pétéchies). Le sang continue à couler par les voies urinaires ; il semble toujours pur ; il est liquide et foncé en couleur. On insiste sur les boissons astringentes, acidulées avec l'acide sulfurique ; mais toutes les espérances sont perdues. Sur les dix heures du matin, la nature paraît vouloir faire un dernier effort, le pouls s'élève, la chaleur se rétablit un peu, mais le sang ne cesse pas de couler abondamment par les voies urinaires, et la mort arrive peu de temps après. Déjà le corps était voisin de l'état gangréneux. Je ne pus, à mon grand regret, obtenir l'autopsie.

Réflexions. — Cette grave maladie, dont le début annonçait une congestion cérébrale foudroyante, fut attaquée par une forte saignée, suivie d'une grande amélioration, puisque, malgré une nuit un peu agitée, le calme, du côté de la tête, s'était maintenu jusqu'au lendemain. Mais l'hémoptysie survenue annonçant le transport du mouvement fluxionnaire sur les poumons, ce qui était au moins probable en raison de la gêne de la respiration, de la dureté du pouls et de sa fréquence, une seconde saignée nous parut indispensable pour arrêter, à son début, une hémorrhagie dont les suites étaient à redouter. L'éruption cutanée survenue le lendemain, après le calme et le sommeil de la nuit, donna l'espérance que *l'effort morbifique* se portant vers la périphérie, le poumon se trouverait dégagé ; mais dans le courant du jour, l'hémoptysie reparaît plus grave que la première fois, accompagnée de selles bilieuses et de vomissements mélangés de beaucoup de sang noir. Cette nouvelle hémorrhagie splanchnique ne laisse pas de doute sur le désordre du foie ou de la muqueuse intestinale, et peut-être de tous les deux en même temps. Le pouls étant toujours à cent pulsations au moins, et conservant sa dureté, on se décide à pratiquer une troisième saignée, promptement suivie d'amélioration. Mais le sang tiré n'est plus aussi riche, et bientôt il se décompose dans le vase qui l'a reçu. Malgré la perte assez abondante du sang, tant par les saignées que par les hémorrhagies, le 15, l'éruption cutanée avait augmenté, le corps était encore plus rouge que la veille, et il y eut des garde-robes noirâtres et assez abondantes, dans la nuit suivante. Enfin, le 16, tout semble rentré dans l'ordre : le pouls est souple, ondulant ; la respiration est très-libre ; le malade éprouve un calme parfait ; il ne s'est jamais si bien trouvé, tout fait croire à une heureuse terminaison. Les mêmes boissons sont continuées. Vers midi, nouvel accident : une hématurie abondante arrive sans symptômes précurseurs, et jette la consternation dans l'esprit de tous ceux qui entourent le malade. La couleur et la consistance du sang annoncent une décomposition prochaine. La surface du corps se couvre de taches pourprées ;

l'hémorrhagie continue par les voies urinaires, et le sujet succombe, à la suite d'une réaction fébrile, le 17, vers dix heures du soir. Ainsi s'est terminée une maladie dont les désordres se sont répandus dans les trois cavités splanchniques, en passant successivement de la tête à la poitrine, et de là aux organes contenus dans l'abdomen. Quelle en a été la cause? quelle a été la nature de cette cause? Je l'ignore.

Cette affection peut-elle être considérée comme le résultat d'une disposition particulière des organes atteints, à l'hémorrhagie? Est-elle, au contraire, l'effet d'une inflammation du sang (maladie à laquelle quelques médecins sont disposés à croire), qui a amené la gangrène générale? L'autopsie aurait-elle pu nous éclairer sur sa nature? D'un autre côté, peut-on la considérer comme le résultat d'une augmentation des phénomènes physiologiques du cerveau ou de ses annexes, d'une irritation sans cause appréciable (car elle ne serait elle-même qu'un effet) de toute la masse cérébrale ou de quelques-unes de ses parties, d'un stimulus enfin qui aurait appelé le sang (*ubi stimulus*, *ibi affluxus*) dans cet organe, en telle quantité, qu'une apoplexie foudroyante menaçait les jours du malade? Cette irritation, stimulus ou inflammation même, comme on voudra l'appeler, s'est-elle déplacée pour se fixer au poumon où le sang s'est porté après la saignée, et cela, sans que le malade ait présenté aucun symptôme qui pût faire craindre une hémoptysie? La seconde saignée, en révulsant ce fluide, a-t-elle pu détourner le *génie* inflammatoire qui, après avoir déserté le poumon, s'est transporté à la périphérie et a déterminé, pour ainsi dire, une apoplexie cutanée qui n'a fait qu'augmenter jusqu'à la fin? La même cause a-t-elle attiré le sang sur l'appareil digestif et déterminé l'hémorrhagie splanchnique qui a tant épuisé les forces du sujet? Enfin l'hématurie, dont les suites ont été si funestes, puisqu'elle ne s'est terminée qu'avec la vie, soit qu'elle vînt des reins ou de la muqueuse vésicale, peut-elle être aussi considérée comme le résultat d'une inflammation? En un mot, ces hémorrhagies, excepté celle du poumon peut-être, étaient-elles actives? Personne, je crois, n'aura cette pensée.

Si tous les désordres que nous avons observés ne peuvent être attribués à l'inflammation primitive des tissus qui les ont éprouvés, à quelle cause peut-on les rapporter? C'est ici le champ des hypothèses, qu'il me soit permis de n'y pas entrer ; car rechercher les causes premières de tous les phénomènes qui se passent dans la nature, ce serait le plus souvent vouloir, à l'imitation des alchimistes, chercher la pierre philosophale.

Comme la vie est couverte, pour nous, d'un voile impénétrable, nous serons long-temps réduits à ne voir dans certains phénomènes que le résultat de causes le plus souvent inappréciables. C'est pourquoi, ce précepte : *Sublatâ causâ, tollitur effectus*, que les grands maîtres ont recommandé, n'est pas si facile à mettre en pratique que le pensent la plupart des médecins.

Ainsi, comme nous l'avons fait remarquer, il existe une foule d'affections graves dont la cause première disparaît, pour ainsi dire, aussitôt qu'elle a frappé, en laissant après elle un désordre secondaire, l'inflammation; cette inflammation entretient des phénomènes morbides, sans doute faciles à vaincre, si l'on sait la reconnaître et si le désordre n'est pas trop considérable. Telles sont presque toutes les maladies résultant du passage subit du chaud au froid, beaucoup d'affections traumatiques et une foule d'autres qu'il serait trop long d'énumérer ; enfin, certaines affections morales qui troublent le cerveau ou les fonctions digestives. Il est une autre classe de maladies, et c'est à celles-là que je rapporterais volontiers celle qui fait le sujet de ces réflexions, dont la cause occulte ne se soupçonne que par les désordres fonctionnels *de tel ou tel organe*, ou *système d'organe*. Elles envahissent presque tous les tissus à la fois, et le résultat en est le plus souvent une décomposition générale, comme si le sang, cette source de la vie, était altéré lui-même dans ses propriétés chimiques et vitales. Quelle pourrait être, alors, cette altération du sang? Nul doute que ce sang n'est pas un corps inerte et sans vie, destiné seulement à transmettre à nos tissus les matériaux de la nutrition. Ce fluide, cette *chair coulante*, a des fonctions vitales qui lui sont inhérentes. Chargé, après la chylification, des matériaux de l'hématose, c'est dans l'acte de la respiration que le sang s'artérialise, s'hématose complètement, peut-être ; c'est là, qu'en se combinant avec l'oxigène et probablement avec un peu d'azote (chimie vivante, comme l'a dit Broussais), que le chyle, la lymphe et le sang noir acquièrent de nouvelles propriétés ; c'est là que le fluide réparateur reçoit, peut-être, une nouvelle dose de ce grand principe vital, dont la source nous restera toujours inconnue, pour maintenir l'inervation à son état normal, en même temps qu'il conduit dans nos tissus les molécules destinées à l'accroissement, à l'entretien et à la réparation de tous les organes de l'économie animale. Mais si ces matériaux n'y sont plus en proportion normale, s'ils sont altérés ou peu alibiles ; si, dans l'acte de la respiration, ils ne reçoivent pas cette influence vitale, indispensable à l'animalisation ; si, enfin, ils y puisent des principes délétères, le fluide sanguin sera moins propre à l'entretien normal de l'organisme, et de là, la source des maladies générales par défaut d'assimilation ou par intoxication. Ce sang, au contraire, est-il trop riche en principes alibiles, les globules rouges y sont-ils prédominants ? Alors la nutrition est en excès ; il y a, *pour ainsi dire*, *hypertrophie générale*, *hyperhémie*, et la vie semble toujours près de *succomber* sous son propre poids. Qui oserait nier que les sujets trop nourris, adonnés à la boisson et surtout à l'usage des alcooliques, ne sont pas les plus exposés aux maladies inflammatoires ? Je ne serais pas loin de penser que, chez ces individus, le sang peut *s'enflammer* par excès de vitalité ou de surexcitation, ensuite s'altérer lui-même et amener successivement le désordre des tissus, la décomposition générale et inévitablement la mort, qui arrive, comme elle a lieu, à la suite des maladies typhoïdes. Il y a cette différence, cependant, que, dans le premier cas, le désordre serait consécutif à l'inflammation du sang, tandis que, dans le second, il serait le résultat de l'altération chimique de ce fluide. Quels moyens peut-on sûrement opposer aux maladies qui se développent sous l'influence de semblables causes, si on ne peut ni les apprécier, ni les combattre et les faire disparaître ? Leur persistance déjouera toujours toutes les analyses, toutes les combinaisons, et tous les systèmes les plus séduisants et les mieux établis.

Août 1820.

DIFFICULTÉS DE DIAGNOSTIC.

KYSTE TROUVÉ DANS LE CERVEAU.

N° 2. Le M....., fille âgée de quarante-deux ans, parfaitement réglée jusqu'à l'époque où la maladie avait commencé, entra à l'Hôtel-Dieu du Mans dans le courant de mai 1825, se plaignant, depuis deux ans, d'une douleur profonde qui lui semblait occuper le centre du cerveau (c'est son expression), et s'irradiait au pourtour du crâne. Elle se plaignait en outre de douleurs épigastriques, et de digestions difficiles, pour lesquelles elle avait été traitée, infructueusement, l'espace de deux années. Un mois après son entrée, elle sortit de l'établissement sans amélioration. Revenue, les premiers jours de juillet de la même année, elle fut placée dans mon service. — Céphalalgie intense occupant le pourtour de la tête, et principalement la base du crâne; pouls faible, assez régulier et peu fréquent (à peine 50 pul.); amaigrissement, surdité incomplète; œil abattu, *facies* altéré; mouvements des membres lents et comme embarrassés; nul trouble des facultés intellectuelles, ayant néanmoins, au premier abord, l'air stupide qu'ont généralement ceux dont l'ouïe est très-dure; douleur épigastrique assez forte et augmentant à la pression, vomissement parfois des aliments les plus légers; coliques fréquentes, constipation, urines rares, ventre souple et plat; langue normale, soif presque nulle, aucun désir d'aliments.

Traitement.—Limonade gommeuse—demi-lavement émollient bis — pédiluve salé — bouillon maigre. Huit jours se passent sans que je puisse asseoir mon diagnostic, d'après les renseignements donnés par la malade.

L'épigastralgie avait-elle pour cause la céphalalgie dont je ne me rendais pas compte, ou cette dernière en était-elle la conséquence? Comme depuis fort longtemps Le M..... faisait mal ses digestions, qu'elle vomissait ses aliments, que sa douleur épigastrique était constante, je crus à l'existence d'une gastrite chronique, et pensai que les autres symptômes pouvaient bien n'être que sympathiques—12 sangsues au scrobicule—boisson gommeuse. Dès le lendemain, la douleur de l'estomac fut amoindrie, mais la céphalalgie resta la même, ainsi que la constipation qu'on ne pouvait vaincre. Le surlendemain, l'épigastralgie ayant reparu au moins aussi forte qu'avant les sangsues, je crus ne pas devoir continuer les mêmes moyens. D'ailleurs, la céphalalgie augmentait d'intensité chaque jour, et la malade pouvait à peine passer quelques cuillerées d'eau sucrée. — Vésicatoire à la nuque, comme puissant dérivatif; il est entretenu dix jours sans succès; même régime pendant ce temps. Je me décidai à supprimer cette suppuration, parce que j'appris que Le M... portait un exutoire au bras depuis près d'un an, sans en avoir obtenu de soulagement. Que faire dans une telle occurrence, ignorant entièrement et la cause des phénomènes que j'observais, et leur point de départ. Néanmoins, je me décidai, en désespoir de cause, pour une nouvelle application de sangsues autour du crâne, me proposant plus tard de passer un séton à la nuque, si la malade n'éprouvait pas de soulagement de cette saignée locale, qui me semblait préférable à l'ouverture de la jugulaire ou de la veine du bras, surtout chez un sujet déjà affaibli par de longues souffrances, et dont le pouls était trop faible pour supporter une déplétion subite. Trente de ces annélides sont appliquées, dix seulement prennent; les piqûres saignent fort peu. Le lendemain, affaissement général sans amélioration. Ne pouvant découvrir positivement l'organe primitivement affecté, et n'ayant pu faire jusqu'alors que la médecine de symptôme, je pensai qu'il était au moins prudent de me borner aux tempérans, en renonçant tout-à-fait à la médecine active, qui avait échoué. Plusieurs jours s'écoulèrent sans d'autre changement que la faiblesse dont les progrès étaient si rapides, que l'infortunée succomba, le 8 août, sans aucuns symptômes nerveux, et en conservant sa raison jusqu'à son dernier soupir.

Autopsie, vingt-quatre heures après la mort. Présents : MM. les docteurs Vallée, Labelle, et M. Lemercier, officier de santé.

Tête. — Engorgement considérable de tout le système vasculaire de l'encéphale — légères adhérences des meninges aux lobes du cerveau — arachnoïde très injectée — léger épanchement dans les ventricules — masse cérébrale saine. Les deux lobes, enlevés avec précaution, laissent à découvert un kyste du volume d'un gros œuf de pigeon, de forme triangulaire un peu aplatie, à sommet arrondi, à faces régulières, situé à droite et sur la ligne médiane, au-dessus de la protubérance annulaire, près de la division des lobules du cervelet, auquel il adhérait seulement en arrière et en haut; à gauche, juxtaposé à la protubérance sans aucune adhérence; il répondait au-dessus de la cloison transversale formée par la dure-mère, et bouchait l'entrée du ventricule du cervelet. Ce kyste contenait, dans la plus grande partie de son étendue, une matière de consistance et d'aspect mielleux, et d'apparence sébacée dans sa partie la plus épaisse.

Poitrine. — Tous les organes contenus dans cette cavité étaient sains.

Bas-ventre. — Muqueuse gastrique enflammée dans presque toute son étendue, et notamment vers l'orifice pylorique. Quelques traces légères de phlogose se remarquaient çà et là, sur la muqueuse de l'intestin grêle; le tube alimentaire était sans autres altérations notables et presque sans fèces dans le reste de son étendue. La membrane interne était seulement tapissée, par intervalle, d'une couche muqueuse épaisse, de couleur jaune-brun, facile à détacher, mais ne laissant aucune trace de phlogose sur la portion de membrane à laquelle elle adhérait. Foie, rate, pancréas, reins parfaitement sains. Matrice plus volumineuse que dans l'état normal — col allongé et très-dur — surface péritonéale de tout l'organe recouverte de taches purpurines en assez grande quantité — tissu épaissi — cavité pouvant contenir une grosse fève de marais — ovaires sains — vessie remplie d'urine.

Août 1825.

DIFFICULTÉS DE DIAGNOSTIC.

ÉTRANGLEMENT INTERNE. — ACCIDENTS GRAVES. — MORT. — AUTOPSIE.

N° 3. Mme X... est âgée de vingt ans et demi — tempérament nerveux lymphatique, — caractère doux, — taille élevée et grêle, — santé délicate dès son enfance, — menstruation précoce. Elle mangeait ordinairement peu, parce que ses digestions languissaient et qu'elle éprouvait de légères coliques et un peu d'oppression après le repas. Habituellement serrée dans un corset, autant pour suivre la mode que pour soutenir sa taille qui tendait à se déformer, mariée à son gré depuis onze mois, elle était devenue enceinte deux mois après son mariage, et sa grossesse se passa sans autres phénomènes que ceux de la gestation. Le 8 septembre, sur les trois heures du matin, elle accoucha très-heureusement, après quelques heures de travail, d'un enfant mâle qui pesait, tout enlangé, quatre livres trois quarts, très viable, bien que, d'après le calcul de sa mère, il fût né au moins vingt jours avant terme. Mme X..., désirant allaiter, malgré son extrême délicatesse, ne put y parvenir. Au dixième jour de ses couches, les seins ne sont pas même gonflés, l'ascension du lait ne se fait point. On fait inutilement usage de tous les moyens mécaniques. Impatiences, — maux de tête, — chagrin, — larmes jusqu'au 19. On renonce enfin au projet d'allaiter. Pendant ce temps, les lochies coulent, et tout annonce un rétablissement prochain. La malade se nourrissait légèrement, et les fonctions digestives se faisaient aussi bien qu'on pouvait le désirer.

Le 20, Mme X... déjeûne avec un peu de blanc de poulet cuit au pot, et boit un demi-verre d'eau sucrée rougie. Deux heures après, sa digestion est troublée par un spasme violent survenu à la suite d'une impression morale dont je ne pus apprécier la cause. Je suis appelé sur-le-champ. Arrivé près de la malade, je la trouvai tremblante et très-oppressée ; à peine put-elle répondre à mes questions. — Tilleul orangé, — repos, — calme au moral. Journée orageuse, — coliques dans la région hypogastrique droite, vers la fosse iliaque. Comme les lochies ne cessent pas de couler, je me borne à des fomentations émollientes sur le ventre, et prescris une potion avec l'eau de tilleul, de fleur d'oranger, de sirop de gomme et d'œillet. Nuit assez tranquille.

21. Journée on ne peut plus calme ; — continuation des mêmes moyens. La malade se trouve tellement bien dans l'après-midi, qu'elle se lève, va à son piano qui se trouve dans un appartement voisin, et prélude quelques instants, en disant : « Je n'ai pas encore oublié. » Nuit orageuse — efforts de vomissements — hoquet fatigant. La malade rend quelques matières glaireuses.

Le 22, les accidents ne diminuant pas et le ventre étant douloureux au toucher, je crains une mitrite, ou les prodromes d'une péritonite puerpérale. Je propose d'appliquer des sangsues au-dessus du pubis. Obstacle de la part de la mère, qui désire attendre au lendemain. — Demi-bain émollient, — fomentations et lavement idem, — eau de gomme sucrée pour boisson ; — deux grains de thridace (1) sont ajoutés à la potion. Plus de douleur dans la journée, qui fut on ne peut plus calme. Nuit inquiétante, haut-le-corps, — vomissements bilieux fréquents, — anxiété, — douleurs du ventre augmentées.

23. Au matin, j'appelle M. le docteur Liberge, praticien recommandable autant par ses connaissances que par sa longue expérience. Il partage mes craintes ; il est de mon avis sur l'application des sangsues. Seize sont appliquées sur la région sus-pubienne ; on favorise l'écoulement du sang à l'aide de cataplasmes chauds et d'un demi-bain ; du reste, mêmes remèdes. Journée plus calme. A dix heures du soir, hoquet qui fatigue beaucoup la malade. Je prescris une potion gommeuse avec un grain d'extrait d'opium privé de narcotine, qui calme comme par enchantement. Nuit tranquille, — trois heures de sommeil paisible, — plus de hoquet.

24. Le mieux continue — mêmes moyens, plus un lavement émollient dans la soirée, parce qu'il y a de la constipation. Il est rendu sans fèces. Nuit par intervalle pénible et orageuse. La malade éprouve quelques haut-le-corps sans cependant vomir autre chose que des matières glaireuses et en petite quantité. Nous convenons de réappliquer des sangsues, si les accidents ne cessent pas.

25, sept heures du matin. Calme parfait. Mêmes moyens — fomentations sur le ventre, de deux en deux heures. Sur les neuf heures, les accidents se renou-

(1) On doit se reporter à l'époque ou ce nouveau médicament était prescrit.

vellent ; ils sont plus violents, le hoquet surtout est plus fréquent et les douleurs du ventre sont insupportables jusqu'à midi. J'étais absent, ainsi que mon confrère Liberge. On appelle le docteur Vallée qui se rend chez notre intéressante malade, vers une heure de l'après-midi. Les douleurs ayant cédé, elle reposait paisiblement. Il ne la vit pas et promit de revenir sur les trois heures, moment de mon retour. Nous nous rendons ensemble chez Mme X..., qui se trouvait un peu mieux. Cependant, la fièvre, jusque-là presque nulle, était alors violente, le pouls raide et fréquent. Comme les accidents s'étaient renouvelés plusieurs fois dans la journée, qu'il y avait de la fièvre et que l'inflammation du péritoine pouvait arriver à un degré tel qu'il ne fût plus possible de rétablir l'ordre, nous réappliquâmes vingt sangsues au ventre et seize à la vulve, parce que les lochies avaient un peu cessé. On favorisa l'écoulement du sang comme précédemment, et la malade fut calmée aussitôt après l'application du premier cataplasme. Sur les six heures, les douleurs se sont un peu renouvelées. Sommeil depuis huit heures jusqu'à neuf. — Au réveil, pouls calme, — peau douce et un peu humide, — face plus naturelle, — en général mieux sensible. — Mêmes moyens ; — cinq heures de sommeil pendant la nuit.

26, six heures du matin. Nous revoyons la malade tous les trois. Nous la trouvons calme, son pouls faible, mais régulier et lent ; — ventre un peu plus tendu sans être très-douloureux. Quelques douleurs légères reviennent dans le courant de la matinée, avec vomissement des liquides ingérés pendant la nuit. Constipation opiniâtre qu'on ne peut vaincre par les lavements :

soupçon d'un obstacle mécanique au cours des matières. La malade ayant une très-petite hernie ombilicale que j'avais remarquée lors de l'enfantement, nous craignîmes que les accidents ne vinssent de là. Un examen scrupuleux de la petite tumeur nous rassura sur nos craintes, mais n'éclaira pas mieux notre diagnostic. Dans le courant de la journée, le ventre se tend encore davantage, et les douleurs sont plus violentes. Le confrère Vallée, qui vit la malade alors, la fit plonger dans un bain entier, à 26° Rh. Elle y resta vingt minutes sans soulagement. Réunion avec mes deux confrères, sur les sept heures du soir. Le résultat fut qu'on couvrirait les seins de cataplasmes sinapisés, que le ventre serait fomenté d'étoffe de laine trempée dans l'eau de lin opiacée (4 gr. d'ext. d'op. sur 1 kil. de décoct.) ; que les cuisses, les jambes et les pieds seraient frictionnés et aussi recouverts de laine. On remplace la potion opiacée, qui répugne à la malade, par l'eau de gomme sucrée. Calme pendant la nuit ; — la malade eut deux efforts de vomissements sans rien rendre ; — transpiration abondante ; — un peu de sommeil.

27. Sept heures du matin : nouvelle réunion. Ventre toujours tendu, balloné, peu douloureux. Pouls à 100 p., toujours petit — transpiration comme la veille — langue muqueuse, bien épanouie — peu d'altération — *facies* plus naturel — voix plus sonore — en général mieux sensible. Les urines qui jusque-là avaient été rouge *enflammé* sont citrines et en petite quantité, ce qui s'explique par l'abondante secrétion de la sueur. Regardant la transpiration comme le résultat d'une réaction avantageuse et désirant l'entretenir, nous enveloppâmes notre malade dans une couverture de laine chaude ; des ca-

taplasmes chauds sinapisés sont appliqués aux pieds, les fomentations opiacées sont continuées sur l'abdomen et on donne, pour boisson, une infusion de sureau légèrement nitrée, prise chaude et à très-petites doses pour éviter qu'elle soit rejetée. Mme X.... ne peut supporter les cataplasmes plus de deux heures, et au bout de cinq heures on est forcé de la sortir de la couverture. Les vomissements reprenant dans l'après-midi, des matières bilieuses abondantes sont rendues avec des efforts violents. Revenant toujours à l'idée d'un obstacle du côté de l'intestin, obstacle dont il était impossible de se rendre compte; la malade ne pouvant rien passer par l'estomac, qui rejetait tout, nous prescrivîmes un lavement purgatif avec le miel mercurial, le l'énitif et une forte infusion de camomille, donné à deux fois; il est rendu aussitôt sans matières. Nuit épouvantable, les vomissements augmentèrent d'intensité et de fréquence, les matières vomies sont toujours les mêmes et aussi abondantes. Les douleurs abdominales sont profondes surtout dans le flanc droit, le ventre est balloné, au point de reconnaître les circonvolutions intestines. Comme je passais la nuit auprès de la malade; je fis appeler mon confrère Vallée; nous convinmes de réappliquer vingt sangsues, de donner un bain dans lequel elle resta cinq quarts d'heures sans soulagement. Enfin, en désespoir de cause, nous nous décidâmes à placer un large visicatoire camphré sur le ventre et des sinapismes aux genoux. Calme quelques heures, les sinapismes font beaucoup souffrir, on les laisse cinq heures à peu près, ils ont fortement rougi la peau.

28. Réunion dès six heures du matin avec un troi-

sième confrère, le docteur Mignotte, auquel nous rendîmes un compte exact de tout ce qui s'était passé ; il partagea notre première idee sur l'inflammation du péritoine. Etat plus alarmant que la veille ; tous les symptômes sont aggravés et la constipation est toujours opiniâtre. Le résultat de notre réunion est qu'on devait encore tenter d'obtenir la liberté du ventre. En conséquence nous prescrivons un lavement fortement purgatif, donné à deux fois, il fait rendre un peu de matières fécales contenues dans le gros intestin. Les vomissements n'en continuent pas moins avec la même intensité. Les parents entendent dire qu'un de nos confrères, le docteur Janin, a guéri depuis peu une malade dans la même situation. Nous l'appelons à notre secours. Son avis est d'ajouter, aux moyens déjà mis en usage, l'huile de ricin avec le sirop de limon, par cueillerée, pour vaincre la constipation qu'il croit aussi être le résultat d'un osbtacle intestinal, soit volvulus ou étranglement interne. L'huile est rejetée par le vomissement ; on la donne cependant à très petite doses chaque fois. Les accidents continuent d'augmenter. Nous nous réunissons tous les cinq le soir sur les six heures, il fut arrêté qu'on donnerait toute la nuit des boissons à la glace, proposées par le confrère Mignotte, et qu'on essaierait de passer, de temps en temps, quelques grains de calomel, toujours dans l'intention de provoquer les évacuations alvines ; le vésicatoire est levé et pansé avec le cérat opiacé ; on a l'attention de n'enlever que quelques portions de l'épiderme pour ne pas mettre une trop large surface du corps muqueux à découvert. Calme sensible deux heures après le pansement — cinq heures de sommeil dans la nuit — deux vomissements ont lieu, sans beaucoup d'efforts, à deux heures de distance à peu près ; le liquide rendu, en quantité de trois septiers au moins, est de couleur vert foncé. Toute la nuit la malade a pris avec beaucoup de plaisir les boissons à la glace ; elles calmaient les efforts de vomissements presque chaque fois.

Le 29, réunion dès sept heures du matin. — Pouls à peine sensible, — face très altérée. Les extrémités, qui ont toujours été froides depuis le commencement, sont froides comme la glace ; — ventre encore plus tendu — constipation toujours opiniâtre — continuation des mêmes moyens. Mort à une heure de l'après-midi, dans des angoisses épouvantables.

Nécroscopie, dix-huit heures après la mort. Présents : MM. Liberge, Janin, Mignotte, et moi.

Extérieur. — Raideur cadavérique, — corps grêle, — colonne rachidienne déviée, — côté droit de la poitrine saillant, — dépression du côté gauche, — bassin bien conformé. En transportant le cadavre sur la table, il a répandu par la bouche plus de trois pintes de liquide noirâtre, semblable à celui du dernier vomissement, et qui sortait à flots en pressant l'abdomen.

Tête. — Point ouverte.

Poitrine. — Tous les organes contenus dans cette cavité sont très sains ; les poumons sont surtout remarquables par leur état physiologique et leur ample développement, malgré la conformation vicieuse de la poitrine.

Bas-ventre. — Très peu de sérosité épanchée dans cette cavité—surface péritonéale parcourue par quelques lignes inflammatoires, trop peu marquées pour faire penser que les accidents ont eu pour cause l'inflammation de cette membrane — masse intestinale très distendue par des gaz, et recouverte en partie par l'épiploon sain—intestins grêles d'un volume extraordinaire, tandis que les gros sont très rétrécis, vides et de couleur normale — surface péritonéale de l'estomac et de l'intestin grêle recouverte, par intervalles, de plaques inflammatoires. En partant du duodénum et suivant avec attention le tube digestif jusqu'à la fosse iliaque droite, nous y avons rencontré une anse de liléon longue de près de 30 centim., étranglée par l'appendice cæcal qui s'était contourné autour en forme d'anneau, de manière que l'extrémité libre de cet appendice passait d'abord par dessous, puis de dehors en dedans, par dessus la portion étranglée, et venait former, avec son extrémité adhérente, un nœud si parfait, qu'on aurait peine à l'imiter sur le cadavre. La matrice, revenue presqu'à son volume naturel, n'a présenté aucune trace d'inflammation, tant à sa surface péritonéale que dans sa cavité. Du reste, tout dans l'état normal.

Réflexions. — En analysant tous les syptômes de plus en plus graves qu'a éprouvés Mme X..., leur marche rapide, la difficulté du diagnostic, ne peut-on pas se demander s'il eût été raisonnable d'agir autrement que nous l'avons fait? Les accidents qui se manifestaient pouvaient-ils, dans le principe, donner l'idée d'un étranglement interne, lorsqu'à une époque si voisine de l'accouchement, il était si naturel de craindre une métrite ou une péritonite puerpérale, surtout les vomissements de matières fécales ayant constamment manqué? D'ailleurs, de quelle nature aurait-on pu supposer cet étranglement avant l'autopsie, et comment y remédier sans une opération qu'il n'est pas donné à tous les médecins de tenter, et dont les suites seraient incalculables ? Eût-il été prudent de la tenter ? Si, dans les derniers jours de la maladie, on a eu l'idée d'un obstacle intestinal, n'était-ce pas parce que le désordre, ayant résisté à tous les moyens qui nous avaient paru les plus rationnels, on en était réduit aux conjectures, aux hypothèses sur sa véritable cause ? Si, dès le principe, on avait reconnu cette cause, les moyens qu'on a mis en usage pouvaient-ils être nuisibles ? La méthode anti-phlogistique n'est-elle pas de rigueur pour combattre les premiers accidents d'une hernie étranglée ? et dans le cas de volvulus, n'est-ce pas encore par-là qu'on doit commencer ? L'étranglement était-il de nature à pouvoir être détruit par les purgatifs ? et comment les employer, lorsque rien ne passait par l'estomac ? Cette disposition pathologique existait-elle depuis longtemps, ou au contraire était-elle survenue pendant la grossesse, ou après les couches ? Ces deux dernières hypothèses nous paraissent peu admissibles. Ne pourrait-on pas se demander, si la lenteur des digestions, les coliques et l'oppression qu'éprouvait Mme X..., depuis longues années, lorsqu'elle mangeait un peu plus que de coutume, n'auraient pas été le résultat de cette disposition anormale, que l'habitude d'un corset toujours serré aurait, sinon provoquée, au moins entretenue, en s'opposant au jeu des intestins et en gênant leur mouvement péristaltique ? Dans ce cas, les matières n'auraient-elles pas passé comme par une filière, et toujours liquides, pour arriver dans le cœcum ? Pour appuyer cette idée, ne peut-on pas rappeler ces cas de hernies inguinales anciennes, non réductibles, où une portion volumineuse de l'intestin remplit le scrotum, sans que pour cela le cours des matières soit interrompu? Bien plus, n'est-il pas d'observation que ces hernies existent quelquefois toute la vie sans causer d'accidents, si ceux qui les portent sont tempérants et non exposés à des travaux pénibles? Et alors, répugnerait-il d'admettre que quelque chose d'analogue existait avant chez notre jeune malade, qui menait une vie douce, réglée, et dont les occupations les plus pénibles étaient le dessin, la musique et les travaux d'aiguilles?

S'il était permis de faire quelques rapprochements, ce fait, auquel les fastes de la médecine n'ont peut-être pas un autre à ajouter, n'a-t-il pas présenté des phénomènes qui ont eu quelques points d'analogie avec ceux qu'a rapportés M. le docteur Mêllier (*Journal général de Médecine*, c. de septembre 1827), dans son intéressant mémoire sur quelques maladies de l'appendice cœcal; maladies bien différentes, à la vérité, de celle qui fait le sujet de cette observation, mais inconnues jusqu'alors, et dont le diagnostic a présenté pour le moins d'aussi grandes difficultés, et le traitement le mieux dirigé aussi peu de succès? Concluons de là qu'il existe encore peut-être un grand nombre d'altérations physiologiques qui sont ignorées, et que les recherches cadavériques, auxquelles les gens sensés commencent à ne plus autant répugner, nous dévoileront avec le temps.

Septembre 1827.

DIFFICULTÉ DU DIAGNOSTIC.

PNEUMONIE DOUBLE, DÉVELOPPÉE PENDANT LA VIE UTÉRINE. MORT TRENTE HEURES APRÈS LA NAISSANCE.

N° 4. Père et mère jeunes, bien constitués, jouissant d'une bonne santé, bien que le premier eût été atteint de syphilis quelques années avant son mariage. La mère, âgée de vingt-un ans, parcourt sa grossesse sans accident, accouche à terme d'un gros garçon bien conformé et présentant tous les signes de la viabilité la plus sûre. A peine voit-il le jour qu'il témoigne de sa vigueur par ses cris. La respiration semble bien établie, et tout porte à croire que le nouveau-né n'a aucune altération organique qui puisse l'empêcher de vivre. Après lui avoir donné les premiers soins, délivré la mère et m'être assuré de la rétraction de la matrice, je prescrivis le régime à suivre et me retirai. Peu de temps après mon départ, l'enfant rendit son méconium. La nourrice, en changeant le linge de l'enfant, s'aperçut que ce dernier était bleuâtre et qu'il respirait difficilement. Elle me fait appeler à la hâte, craignant que l'enfant n'expirât sur ses bras. Arrivé peu de temps après, je trouvai le petit malade dans l'état suivant : Mouvements du cœur à peine sensibles, respiration presque éteinte, pâleur extrême de la face, lèvres violacées et annonçant, par leur immobilité complète, une mort apparente. L'enfant, débarrassé de tous ses vêtements, je pratiquai des frictions sèches et ensuite aromatiques, sur le tronc et les extrémités, alternativement; les narines furent titillées avec une barbe de plume trempée dans de fort vinaigre; quelques éternuements eurent lieu et favorisèrent la sortie des mucosités bronchiques qui obstruaient les conduits aériens; les fonctions pulmonaires se rétablirent un peu, la peau se colora légèrement, et nous eûmes l'espérance d'un retour complet à la santé. Moins d'une heure après, les mêmes phénomènes se sont renouvelés et ont été dissipés par les mêmes moyens, plus, deux sinapismes aux jambes. Nouveaux succès, nouvelles espérances. L'enfant put avaler une très-petite cueillerée à café d'eau sucrée qu'il parut savourer. L'auscultation prouva que le poumon ne se développait pas complètement; on entendait très distinctement un assez fort râle bronchique vers le centre de l'organe, et surtout en approchant de la bifurcation des bronches. La pensée nous vint d'appliquer quelques sangsues vers l'extrémité sternale des clavicules, dans l'idée que nous avions affaire à une bronchite aiguë. Mais en remontant par exclusion aux causes même générales de cette phlegmasie, nous ne pûmes nous arrêter long-temps à cette idée. L'enfant avait reçu le jour sous l'influence d'une température douce et chaude; toutes les précautions avaient été prises pour qu'il n'éprouvât pas de froid; nous l'avions, nous-même, nettoyé avec toute l'attention possible, avant de le confier à la personne qui devait l'emmailloter (habitude que nous condamnons et qu'on parviendra difficilement à remplacer). Abandonnant donc l'idée d'une bronchite aiguë, nous eûmes la pensée d'une double pneumonie, maladie qui, comme on le sait, est assez commune chez les enfants, surtout en hiver, ou par une température froide et humide.

En analysant les causes déterminantes de cette affection chez notre sujet, nous ne pûmes la considérer comme aiguë. Cependant il était évident, pour nous, que le poumon ou les bronches étaient le siége du désordre. Nous résumant, nous fûmes réduits à admettre l'existence d'une pneumonie développée pendant la vie utérine. Mais à quelle cause la rapporter? Y avait-il des tubercules préexistants, comme on l'a avancé?... En nous jetant ainsi dans le vague des suppositions, nous cherchâmes à expliquer la cause de la légère cyanose observée, par la non-oblitération des ouvertures fœtales qui, comme on le sait, persistent quelquefois assez long-temps après la naissance, surtout le trou de Botal; et, dans cette hypothèse, l'art n'offrant aucune ressource, nos soins devenaient superflus. Mais comme la peau reprenait son état normal, quand la respiration se rétablissait sous l'influence des moyens mécaniques mis en usage, nous abandonnâmes cette nouvelle explication, pour rapporter la cause des accidents à combattre, à une sécrétion anormale du mucus bronchique qui, trop visqueux, ne pouvait être expulsé par les efforts naturels de l'enfant encore trop faible : à l'aide de cette hypothèse, nous crûmes expliquer, ou mieux avoir trouvé la cause de la couleur bleue. En effet, les tubes aériens obstrués par ce mucus ne pouvaient plus être pénétrés par l'air atmosphérique, les poumons ne faisant plus de fonction, il était évident que le sang n'y recevait plus l'influence de l'oxigène; de là, la cyanose qui revenait aussitôt que la respiration cessait, pour disparaître encore quand cette fonction reprenait. Ayant adopté cette dernière manière de voir, nous crûmes devoir borner nos moyens de traitement à provoquer l'éternuement, pour faciliter l'expulsion du mucus bronchique. Nous étions d'autant plus autorisé à tenir cette conduite, que déjà ce moyen avait réussi et fait rendre chaque fois d'abondantes mucosités ; que chaque fois aussi la respiration se rétablissait, et que la vie générale semblait reprendre plus d'activité. A ces moyens que nous regardions comme puissants, mais qu'on ne pouvait continuer long-temps sans interruption, nous ajoutâmes de légers révulsifs cutanés. Le tout fut sans succès, et nous eûmes la douleur de voir mourir cette faible créature, trente et quelques heures après sa naissance, sans avoir pu, nous le confessons, nous rendre compte de la maladie qui l'a enlevée.

Autopsie, vingt-quatre heures après la mort, conjointement avec M. le docteur Cazeneuve, médecin militaire, et aujourd'hui professeur à l'école d'instruction de Lille.

La tête n'a point été ouverte.

Poitrine. — Cœur sain, — ouvertures fœtales dans toute leur intégrité; — ventricule aortique contenant fort peu de sang; — le droit en contenait un peu plus. — Thymus sain, de volume normal. — Poumon droit hépatisé à sa base qui n'avait pas respiré partout; — pus en assez grande quantité dans le centre de l'organe, soit réuni en petits foyers, soit infiltré dans le tissu cellulaire intervésiculaire — Poumon gauche offrant à peu près le même état pathologique; la suppuration y était peut-être un peu moins avancée. Coupées par petits morceaux, les portions du centre, ainsi que celles du sommet, plongées dans l'eau, surnageaient; tandis que les morceaux de la base dont la couleur hépatique était facile à apprécier, restaient au fond du vase ; ce qui nous porta à penser que l'air n'avait pas pénétré tout le tissu pulmonaire. Tous les viscères de l'abdomen étaient à l'état normal.

Réflexions. — La pneumonie développée pendant la vie utérine est une maladie encore peu observée ; cependant, on en cite quelques exemples. Lorsqu'elle existe, est-elle facile à reconnaître et à distinguer de la pneumonie aiguë contractée aussitôt la naissance ? Les phénomènes observés pendant la vie de notre petit sujet pouvaient-ils nous mettre sur la voie de cette affection ? Après avoir analysé, dans notre pensée, toutes les causes occasionnelles probables de la pneumonie aiguë et de la bronchite chez les nouveaux-nés ; ayant cru devoir rapporter la cause de la légère couleur bleue de la peau, principalement sur les lèvres et l'extrémité des doigts, à l'embarras de la respiration, il ne nous resta plus qu'à soupçonner le désordre que l'autopsie nous a révélé. Mais, nous devons à notre bonne foi de le confesser, nous étions loin d'y croire, et l'idée d'une sécrétion anormale du mucus bronchique, trop visqueux pour être expulsé, fut la dernière à laquelle nous nous arrêtâmes. Notre erreur était grande, sans doute, mais tous nos moyens, qui ne pouvaient être qu'utiles dans l'espèce, devaient échouer contre une maladie à laquelle nous ne connaissons pas de remèdes.

Comment cette pneumonie a-t-elle pu se développer pendant la vie utérine ? A quelle époque a-t-elle commencé ? Datait-elle de long-temps, comme on serait porté à le croire d'après l'état pathologique du poumon ? Y a-t-il, à l'aide de l'auscultation, des signes pathognomoniques qui la fassent reconnaître aussitôt après la naissance? Une fois bien diagnostiqués, y a-t-il des moyens de traitement à lui opposer? Nous déclinons notre compétence pour répondre à ces questions, dont nous laissons la solution à des hommes plus capables.

1831.

DIFFICULTÉ DE DIAGNOSTIC.

RÉTRÉCISSEMENT DE TOUT LE COLON ET DU RECTUM, RÉDUITS A UN CENTIMÈTRE DE DIAMÈTRE ; PHÉNOMÈNES GRAVES ; MORT APRÈS QUARANTE JOURS DE SOUFFRANCES, A PEU PRÈS. AUTOPSIE.

N° 5. M. le colonel Baron F..., agé de soixante douze ans, commandeur de l'ordre royal de la légion-d'honneur, en retraite depuis 1811 ; taille au dessus de la moyenne, constitution robuste, tempérament sanguin, nerveux, doué d'un caractère ferme, mais d'un commerce doux et bienveillant dans ses rapports sociaux, avait été atteint, dans sa trentième année, de coliques très violentes dont il ignorait la cause, et qui furent accompagnées d'une constipation si opiniâtre qu'elle dura quarante et quelques jours, malgré les soins les mieux dirigés des médecins qui le traitèrent alors. La convalescence de cette grave affection, dont l'étiologie et le diagnostic furent très embarrassants, pour les médecins militaires des hôpitaux de Hollande où il était, dura au moins neuf mois. Depuis cette époque, le colonel fit les guerres de la république ainsi que les pénibles mais glorieuses campagnes de l'empire, conservant une santé délicate et sujette à quelques dérangements, s'il s'écartait du régime qu'il s'était imposé, ce qui, comme on le pense bien, lui arrivait souvent malgré lui. Ce régime consistait dans une alimentation légère, mais assez nourrissante; l'usage très-modéré du vin toujours mouillé, et jamais de liqueurs alcooliques. Après avoir supporté très péniblement toutes les misères et les privations sans nombre des campagnes de l'empire, le colonel se retira usé avant l'âge, pour entrer dans la vie civile, se reposer des fatigues de la guerre et réparer, autant que possible, sa santé délabrée. De temps en temps il éprouvait de légers troubles dans ses fonctions digestives, d'où résultaient quelques coliques, de la constipation qui ne cessait que sous l'influence de la diète, souvent très-sévère, que le malade s'imposait lui-même. Cependant jamais il n'était sans souffrir plus ou moins dans la région du colon transverse. Mais comme la douleur était sourde, il s'en inquiétait peu et se bornait au régime le plus qu'il lui était possible; aussi ne mangeait-il que fort rarement hors de chez lui.

En octobre 1830, sans causes appréciables pour lui, les violentes coliques qu'il avait éprouvées, la première fois en Hollande, reparurent avec la même intensité et la même constipation. Après huit jours de souffrances, il se décida à me faire appeler. Son ventre était si tendu, si douloureux au toucher, et les coliques si violentes que l'infortuné colonel, malgré son courage, était au désespoir et appelait la mort à son secours. Le pouls était à peu près normal; la face pâle, les traits affaissés et grippés comme dans l'ileus; la bouche était pâteuse, la langue couverte d'un enduit muqueux, blanchâtre, très épais et tenace; mais il n'y avait pas d'altération. N'ayant d'autres renseignements étiologiques que le narré, que me fit le malade de ce qu'il avait éprouvé la première fois en Hollande, et la ressemblance qu'il remarquait entre cette affection et la première, je fus très embarrassé pour asseoir mon diagnostic. Réduit à faire des conjectures sur les causes probables de cette grave maladie, dont la nature et le siège m'étaient inconnus, j'invoquai mes souvenirs, et fis une foule de suppositions pour en tirer quelques inductions utiles. Etait-ce un rétrécissement intestinal, un étranglement où une invagination ? quelle en était la cause, quel en était le siège? Etait-ce une entérite et qui l'avait déterminée? Y avait-il intoxication et de quelle nature ? quelque corps étranger avait-il pénétré dans les voies digestives à l'insu du malade ? Y avait-il des matières dures arrêtées dans quelques portions du tube alimentaire et les douleurs en étaient-elles le résultat ? Enfin, qui y avait-il à faire pour calmer au moins mon malade ?.... Les médecins praticiens se feront facilement l'idée de mon embarras, surtout auprès d'un sujet qui, raisonnant très sensément, ne se serait pas contenté de ces explications vagues à l'aide desquelles le médecin cherche quelquefois à détourner l'attention du malade ou à lui faire croire qu'il connaît son mal et le remède à y apporter. Je déclinai franchement ma compétence et proposai une consultation qui fut sévèrement repoussée. Le colonel me répliqua avec l'accent de la plus grande confiance : « Monsieur, j'aime mieux votre embarras qu'une assurance présomptueuse ; vous avez toute ma confiance, et si je dois succomber vous pourrez vous assurer, et je le désire, de la cause des tourments que j'endure ; je me soumets à tout ce que vous exigerez, guérissez-moi ou m'aidez à mourir ; je ne puis plus vivre. » Ces dernières paroles, prononcées avec l'accent du plus profond désespoir, augmentèrent encore mon embarras et mes craintes, en assumant sur ma conscience une plus grande somme de responsabilité. Cependant il fallait agir, mais se borner à faire la médecine du symptôme, c'est-à-dire chercher à calmer la douleur locale, seul phénomène bien appréciable. Je prescrivis un bain émolient prolongé pendant deux heures au moins, à la suite duquel je fis appliquer, çà et là, vingt sangsues sur le ventre qui fut ensuite recouvert d'un cataplasme de son chaud pour aider l'écoulement du sang. — Fomentations et lavements émolients; — boissons théïformes, adoucissantes, nitrées à dose tempérante. Aucune amélioration pendant huit jours. Eau de Sedlitz à trente deux grammes. — Point de garde-robes, au contraire exaspération. Potions opiacées anti-spasmodiques; rien ne calme; mon malade, dont le ventre ne se relâche pas, se désole de plus en plus. Enfin, en désespoir de cause, et pour ne pas abandonner une partie que, dans ma conscience, je croyais perdue, je donnai par cueillerée à bouche, de deux heures en deux heures, une potion composée de soixante grammes d'huile de ricin très-fraiche à laquelle j'ajoutai autant de sirop diacode du codex. Cette potion était à peine achevée que le malade fit une garde-robe très fétide et assez abondante, de couleur brun-foncé, liquide, remplie de grumeaux durs, sphéroïdes, de la même couleur, et du volume de petits pois les plus gros. Soulagement léger, à la suite de cette évacuation survenue après quinze jours des plus cruelles souffrances. Pendant cinq à six jours, sous l'influence de la même potion, prise de la même manière, les selles continuèrent assez abondamment et toujours à peu-près semblables ; cependant elles prenaient graduellement une teinte moins foncée. Les douleurs diminuant beaucoup, le malade sembla reprendre un peu de force, l'appetit se fit sentir. Je permis d'abord du bouillon de poulet, enfin du consommé et des potages très-légers successivement. De temps en temps retour des accidents, mais moins violents ; mêmes moyens purgatifs, peu de succès. Ainsi se passèrent à peu près huit mois pendant lesquels mon malade éprouvait, à de courts intervalles, du soulagement sous l'influence des bains, demi-bains, lavements émolients, cataplasmes, fomentations papavéracées, et surtout de l'usage continué, tous les jours, ou de deux jours l'un, ou tous les trois jours, selon le besoin, de l'huile de ricin opiacée. Enfin, le colonel allant, de mieux en mieux, bien que très-lentement, se rétablit assez pour ne plus ressentir que les coliques sourdes mais peu graves qui ne l'avaient jamais quitté depuis la première attaque. La convalescence fut longue, l'embonpoint revint sous l'influence d'un regime bien observé par le malade qui, doué d'un jugement sain, savait apprécier son état.

Huit années se sont écoulées sans de graves accidents. Cependant les gardes-robes ont toujours été difficiles et moulées comme si elles avaient passé à travers une filière. M. F..... avait de l'appétit, digérait assez bien le peu d'aliments que la prudence lui permettait de prendre ; il dormait, mais son sommeil était plusieurs fois troublé par des rêves pénibles qui coïncidaient avec de nouvelles coliques suivies, à son réveil, de selles abondantes, d'abord moulées en très petits crotins, mais ensuite très liquides et bilieuses; il en était presqu'instantanément soulagé.

Vers la fin de juillet 1839, sans cause appréciable, l'infortuné colonel fut subitement en proie à de nouveaux accidents aussi graves et aussi effrayants que les deux premières fois. La constipation datait de plusieurs jours, lorsque je fus appelé; le malade n'avait autant tardé à le faire que parce qu'il espérait rétablir les garde-robes à l'aide de lavements émolients, comme cela lui était déjà arrivé plusieurs fois. Je le trouvai dans l'état le plus déplorable: sa figure avait la pâleur de la mort, ses traits affaissés annonçaient une altération profonde de l'inervation. A peine pouvait-il articuler quelques paroles pour rendre compte de son état; cependant le pouls était encore assez fort, mais il ne donnait pas plus de soixante pulsations par minute. Le malade rapportait ses douleurs à la région du colon transverse, mais profondément. Il les comparait à la sensation que produirait une forte brulûre; le ventre était tendu, et nullement douloureux au toucher, à moins qu'on ne le pressât fortement; il était aussi très météorisé. La soif inextinguible, bien que la langue fût, comme la première fois, couverte d'un conduit muqueux, épais et tenace; il y avait cette différence, qu'au centre elle était fuligineuse et fendillée, comme dans le typhus, tandis que son pourtour conservait une couleur grisâtre et un peu d'humidité. Mon embarras ne fut pas moins grand qu'en 1830. Cependant, je m'arrêtai à l'idée d'un rétrécissement dans quelques portions du colon, sans pouvoir me rendre compte de sa cause ni de son siège, que je présumais devoir se trouver vers l'extrémité cæcale de cet intestin. Je pensais aussi que ce rétrécissement datait depuis fort long-temps et qu'il pouvait être la suite d'une entérite grave éprouvée la première fois que le malade fut atteint ; mais je supposais ce rétrécissement annulaire et de quelques centimètres d'étendue seulement. J'étais porté à faire cette supposition par la nature des matières qui me semblaient devoir s'accumuler au devant de l'obstacle et passer ensuite comme par une filière, pour prendre la forme grêle et alongée qu'elles présentaient et qu'on pourrait comparer à celle du macaroni, surtout pour la grosseur, car elles étaient légèrement colorées par la bile. Je revins, comme précédemment, aux mêmes moyens de traitement, c'est-à-dire aux bains, demi-bains, cataplasmes, fomentations, laxatifs salins, gazeux ; à l'huile de ricin opiacée surtout, dont je m'étais si bien trouvé et dont une cueillerée à café relâchait le ventre au point de provoquer des selles abondantes et le plus souvent bilieuses. Ainsi se passèrent à peu près trois mois dans des alternatives de mieux de huit à dix jours, ensuite les douleurs se reproduisaient avec tant de violence que mon intéressant malade se désespérait ou reprenait alternativement un peu de courage.

Un examen attentif du ventre que j'explorais souvent, parce qu'il était parfois tendu, me fit croire à l'existence d'un empâtement des glandes mésentériques. Je m'exposai une seconde fois à proposer une consultation que, de guerre lasse, le malade accepta, parce que son frère joignit ses sollicitations aux miennes. MM. les docteurs Vallée et Lecouteux furent appelés. Tous les deux, après avoir pris connaissance de tout ce qui s'était passé, crurent à l'existence d'une tumeur dans l'abdomen, un peu à gauche de la région ombilicale, à laquelle ils pensèrent pouvoir attribuer le rétrécissement qui leur semblait évident, mais incurable sans la résolution de cette tumeur, résolution qu'ils regardaient comme impossible chez un sujet aussi usé. Nous convînmes, cependant, en désespoir de cause, d'ajouter aux moyens généraux, que je continuais d'employer, un emplâtre fondant appliqué sur le lieu de la tumeur présumée. Mon patient malade a courageusement supporté sa pénible existence, ayant chaque jour des crises de douleurs d'entrailles qu'on ne pouvait calmer qu'en aidant les garderobes avec l'huile de ricin pure dont il prenait, à son insu, vers le milieu de la nuit, une cueillerée à café dans une petite tasse de bouillon de veau. On le soutenait avec des aliments légers, toujours en quantité progressivement moindre, tels que chocolat, semoule, racahout, fécule, lait chaud. Enfin nous arrivâmes à ne plus pouvoir ingérer que deux tasses de lait d'ânesse par jour. Nous pûmes encore, à l'aide de ce faible aliment, qui chaque fois était pris en quantité décroissante, conduire notre malade à peu près deux mois, à la suite desquels il succomba, le 20 mai 1840, après avoir supporté avec une patience et un courage inouis, depuis le commencement jusqu'à la fin, les plus cruelles angoisses.

Autopsie vingt-quatre heures après la mort. Présents : MM. Lecouteux, Fisson et Vallée.

TÊTE. — Comme nous n'obtînmes l'autopsie que très-difficilement, nous n'avons point ouvert le crâne, qui ne nous eût probablement rien offert de bien intéressant à constater, le malade n'ayant d'ailleurs éprouvé dans cette région d'autre douleur que celle causée par une névralgie frontale à laquelle il était parfois sujet, mais qui ne nous a jamais semblé avoir de rapport avec la maladie à laquelle il a succombé.

Poitrine. — Etat normal des organes contenus dans cette cavité.

Bas-ventre. — Tissu graisseux, épiploïque et intermésentérique encore assez abondant, sain.

Estomac et masse intestinale, sans aucune altération de tissu. Colon, dans toute son étendue, rétréci au point de ne pas offrir un centimètre de diamètre. Ce rétrécissement augmentait graduellement en se rapprochant de l'S iliaque, et envahissait le rectum, dont la capacité était réduite de plus de moitié. Une chose digne de remarque, c'est l'amincissement tel de la tunique du colon surtout, dans toute son étendue, qu'elle pouvait être comparée à celle de la plus mince beaudruche. Comment se fait-il que cette tunique ne se soit pas rompue dans le cours de la maladie, lorsque les douleurs d'entrailles étaient si violentes? On a peine à s'en rendre compte, sans admettre la parfaite élaboration des matières qui y passaient, et surtout leur liquidité.

Foie. — Un peu plus volumineux que dans l'état normal, mais sain; calcul biliaire, de forme ovoïde régulière, assez lisse, offrant onze centimètres de circonférence dans son grand diamètre, et sept dans son diamètre mitoyen, de couleur brune noirâtre, remplissant toute la vésicule sans y avoir contracté d'adhérence. Canal cholédoque libre. Tous les autres viscères n'ont rien présenté d'anormal, excepté la rate, qui, bien que très saine, était un peu moins volumineuse qu'elle ne l'est ordinairement. Vessie remplie d'urine limpide de couleur citrine et d'odeur naturelle.

Réflexions. — F...., homme fort et bien constitué, est, vers sa trentième année, presque subitement en proie à des coliques violentes dont la cause, la nature et le point de départ, assure-t-il, restent inconnus aux médecins qui lui accordèrent leurs soins alors. Une constipation opiniâtre fut un des principaux phénomènes de cette grave affection qui dura long-temps et dont la convalescence fut très difficile. Trente ans plus tard, après qu'il eut fait de rudes campagnes, la maladie se renouvela et fut au moins aussi grave que la première fois. Elle présenta les mêmes phénomènes, et dura pour le moins aussi long-temps. Enfin, après huit ans de calme et de régime sévère, il succomba à une troisième attaque qui le fit souffrir, presque sans relâche, pendant onze mois.

A l'autopsie, on rencontre, pour tout désordre pathologique, un rétrécissement du gros intestin, dont l'étendue et l'étroitesse dépassaient toute croyance. Ce rétrécissement était-il le résultat de la première maladie? Cette maladie avait-elle été inflammatoire et avait-elle occupé toute l'étendue du colon? En admettant cette hypothèse, la constipation et les douleurs d'entrailles s'expliquent-elles facilement, sans le concours d'autres phénomènes? Une inflammation aussi grave qu'elle l'eût été, peut-elle avoir lieu sans fièvre? N'amène-t-elle pas presque toujours à sa suite, l'engorgement et le ramollissement des tissus enflammés? Ou, si elle guérit, ne laisse-t-elle pas fréquemment ces tissus plus ou moins indurés, le plus souvent pendant toute la vie? Loin d'être indurées, les membranes de l'intestin rétréci étaient souples et très amincies; d'un autre côté, une inflammation qui aurait envahi une aussi longue portion d'intestin, surtout du colon, n'eût pu avoir lieu sans que les tissus voisins n'y eussent participé, et le mésocolon ne nous a rien offert qui pût faire soupçonner un état inflammatoire antérieur. On sait que le temps finit quelquefois par conduire à une résolution complète, les tissus qui ont été phlogosés; mais si la première maladie était inflammatoire, la seconde et la troisième, à laquelle a succombé le brave F....., devaient avoir ce caractère, puisqu'elles ont offert les mêmes phénomènes, du moins les deux dernières, que nous avons scrupuleusement observées, et dont nous avons noté avec exactitude les symptômes et les accidents les plus tranchés. D'un autre côté, on sait que les tissus qui ont été le siége de phlégmasies graves, s'enflamment facilement de nouveau, si une cause déterminante, quelque légère qu'elle soit, se présente. Eh bien! nous le rappelons, les accidents ont été les mêmes, à quelques nuances près, dans les deux maladies que nous avons observées; et, au rapport du défunt qui pouvait très bien en juger, elles présentaient, pour lui, le même caractère que la première..... Une inflammation, toute légère qu'on la suppose, quand elle occupe un appareil aussi important que le tube alimentaire, n'a jamais lieu long-temps sans phénomènes de réaction fébrile, et la circulation est d'autant plus activée, que cette inflammation est plus intense. Cependant notre sujet, dans les deux maladies où nous l'avons soigné, a toujours eu le pouls faible, mais normal; jamais le cerveau n'a offert de symptômes de réaction sympathique, ce qui, dans l'entérite grave, est presque inévitable. A la vérité, nous ignorons si, lors de la première attaque, la fièvre et le délire se sont manifestés;

nous ne savons là-dessus que ce que le malade nous en a dit, et il nous a assuré que les médecins qui l'avaient traité alors n'avaient, non plus, rien constaté de semblable, et que, comme nous, ils s'étaient bornés à faire la guerre aux symptômes les plus alarmants, n'ayant aucune donnée sur la nature et la cause des désordres qu'ils eurent à combattre.

Toutes ces réflexions nous conduisent à nous demander, s'il ne paraît pas probable que le rétrécissement dont nous parlons, soit le résultat d'une inflammation intense éprouvée lors de la première attaque. Est-il possible d'admettre qu'il était congénial ? Datait-il de l'enfance du sujet qui aurait été atteint d'une colique inflammatoire, comme cela arrive fréquemment dans les premières années de la vie? Dans cette hypothèse, ce rétrécissement se serait-il progressivement augmenté, pour arriver au point où nous l'avons trouvé à l'autopsie? En admettant que les choses se soient passées ainsi, ne pourrait-on pas se rendre compte des douleurs sourdes qu'éprouvait le malade, quand, pendant la digestion, les matières cheminaient plus ou moins facilement dans ce long tube ainsi rétréci, surtout si elles charriaient des substances mal digérées, et, de là, la nécessité où se trouvait l'infortuné colonel d'observer le régime le plus sévère?

1840.

DIFFICULTÉ DE DIAGNOSTIC.

COLIQUES VIOLENTES ; — TOUX FRÉQUENTE, CONVULSIVE ET PAR QUINTES ; — EXPUITION DE MATIÈRES MUQUEUSES, FILANTES ET SPUMEUSES ; — CONSTIPATION ; — EFFORTS DE VOMISSEMENTS ; — MORT.

N° 6. Mme L...., agée de quatre-vingts ans, portait, depuis bien des années, une très-petite hernie crurale à peine sensible et soutenue par un brayer. Cette hernie n'a jamais causé d'accidents ; le bandage n'a été conseillé que par prudence. Atteinte, dans le courant de la journée du 29 mai 1842, sans cause appréciable, de toux sèche, suffocante, accompagnée de coliques et d'efforts de vomissements, Mme L....., inquiète de sa position, me fait appeler le lendemain, pour lui donner mes soins. Je la trouvai dans l'état suivant : Face légèrement colorée, —pouls à 55, — chaleur normale de la peau ; — coliques assez fortes, partant du bas-ventre, région sous-ombilicale, et s'étendant jusqu'aux flancs ; — constipation depuis quelques jours ; — quintes de toux fréquentes, avec suffocation et suivies de l'expuition difficile d'un mucus blanc, filant comme du blanc d'œuf et spumeux ; — chaleur brûlante, picotement et violente irritation de la gorge. Tous ces symptômes, dont la cause était inconnue, laissèrent du vague dans mon esprit. Il semblait à la malade que la toux presque convulsive, ainsi que les efforts de vomissements, qui devenaient de plus en plus pénibles à chaque quinte, provenaient plutôt de l'irritation de la gorge et de la difficulté de l'expuition, que des coliques violentes qui la tourmentaient. Par l'exploration scrupuleuse de l'abdomen, je m'assurai que la hernie n'était point sortie; je pouvais palper, presser cette partie du ventre sans causer de douleur; j'introduisais avec facilité le bout du doigt dans l'ouverture herniaire, même assez profondément, sans faire souffrir; enfin, je restai convaincu, autant qu'on peut l'être, que les coliques ne partaient pas de la hernie, et que la constipation devait avoir une autre cause, soit une invagination, soit un rétrécissement, soit tout autre obstacle mécanique difficile à apprécier. Un phénomène qui rendait mon diagnostic encore plus difficile, c'était la sensation d'un poids vers l'anus et le vagin, sensation que Mme L... comparait à celle qu'on éprouve lorsqu'une garde-robe est prête à s'effectuer. J'eus la pensée que le rectum était rempli de matières dures, et que la première chose à faire était de chercher à le vider. — Lavement avec du beurre salé, — demi-bain émollient d'une heure, — tilleul. Le soir, même état à peu près. Cependant, comme le lavement avait entraîné quelques matières marronnées, la sensation du poids vers l'anus était presqu'entièrement disparue. Aucune boisson n'avait pu passer. — Fomentations émollientes sur le ventre, à l'aide d'une flanelle, pendant la nuit qui fut calme. — Coliques et efforts de vomissements moins répétés et moins violents.

Le 31, six heures du matin. La toux, qui s'était un peu apaisée pendant la nuit, revint par quintes et convulsive comme dans la coqueluche. — Douleurs intenses dans la région épigastrique, et dans les flancs; — sensibilité très-grande de ces parties au toucher; — abdomen douloureux partout. Les efforts de vomissements, l'expuition glairo-spumeuse qui accompagnaient chaque quinte de toux, embarrassaient toujours mon diagnostic. De nouvelles questions faites à la malade, m'apprirent que depuis long-temps elle avait dans la tête un rhumatisme, qui avait disparu depuis qu'elle souffrait du ventre. Ce changement de place pouvait se comprendre; mais ce nouveau renseignement, loin de m'éclairer, augmenta encore mon incertitude sur la nature de la cause des phénomènes que j'étudiais. D'où peuvent venir les coliques et la constipation? Quelle est la cause de la toux, des haut-le-corps, de la violente douleur épigastrique qui s'irradie dans tout l'abdomen? Y a-t-il étranglement interne, invagination ou rétrécissement? N'y aurait-il, au contraire, qu'une irritation nerveuse fixée sur le tube alimentaire, ou une inflammation gastro-intestinale? Enfin, l'affection rhumatismale est-elle pour quelque chose dans tout ce désordre? Telles sont les questions que je me faisais pour baser mon traitement. Qu'y a-t-il à faire, me disais-je? En écartant l'idée d'étranglement, idée à laquelle je ne pouvais tout-à-fait renoncer, il fallait admettre ou une irritation nerveuse, ou une inflammation, ou enfin une affection rhumatismale, ce qui n'eût pas été déraisonnable. Dans cette hypothèse, les calmans généraux étaient indiqués comme moyens les plus rationnels. Dans l'hypothèse contraire, ces moyens convenaient encore, en y ajoutant de doux laxatifs pour vaincre la constipation. — Grand bain d'une heure ; — eau de poulet, si on peut la passer ; — lavement de son miellé ; — fomentation de lin sur le ventre, bien qu'il ne fût nullement tendu. Journée et nuit calmes ; il y eut même un peu de sommeil.

Le 1er juin, lavement rendu dans la nuit avec très peu de matières ; rien ne peut passer par l'estomac, toutes les boissons provoquent la toux et les efforts de vomissement. Je me décide cependant à essayer de faire passer trente-deux grammes d'huile fraîche de ricin, en deux doses, dans un peu de bouillon d'oseille : la première dose est assez bien avalée et retenue jusqu'au moment de donner la deuxième, prise une heure après ; toutes les deux sont rejetées avec des efforts violents. On essaya de faire prendre quelques cuillerées d'eau de poulet à l'oseille qui passèrent difficilement. Petite selle, dans le jour, très-liquide et légèrement brouillée par des matières jaunâtres. Toute la journée, toux et efforts pour expulser les mucosités glaireuses qui se secrétaient en abondance. Nuit assez paisible.

Le 2, six heures du matin. Calme parfait, — plus de coliques, — beaucoup moins de toux ; les envies de vomir continuent, surtout après l'ingestion d'un peu de liquide. Nuit moins bonne que la précédente.

Le 3, au matin. Etat satisfaisant, — pouls toujours à soixante pulsations ; — mêmes moyens. La malade éprouve le besoin de prendre un peu de nourriture : comme il n'y avait pas de coliques et que les efforts de vomissement étaient très éloignés et peu fatigants, je permis un peu de semoule au bouillon de poulet. La malade en prit à peu près trois cuillerées qui passèrent. La journée fut très passable, à cela près de quelques quintes de toux, souvent provoquées par plusieurs accès d'éternuement qui renouvelaient les douleurs du ventre, d'ailleurs supportables. Nuit bonne ; — un peu de sommeil.

Le 4, six heures du matin. Pouls à soixante-dix pulsations;— ventre souple, un peu douloureux ; — aucune apparence de hernie à l'extérieur ; — toux bien moins fréquente, toujours fatigante et suivie de la même expuition et des mêmes efforts, sans autre résultat que la sortie de quelques matières filantes comme du blanc d'œuf, et un peu spumeuses. La journée et la nuit suivantes furent assez calmes.

Le 5, au matin, état amélioré. Cependant, le ventre était un peu tendu et légèrement douloureux. Comme il n'y avait pas de garde-robes, je conseillai un lavement émollient, faiblement papavéracé, qui fut donné dans l'après-midi, et aussitôt suivi des plus vives souffrances dans la région sus-pubienne, devenue très-sensible au plus léger palper. Jusque là, cette partie n'avait fait éprouver aucune sensation de malaise. Les urines ne coulaient qu'avec beaucoup de difficulté ; elles étaient cuisantes au passage. J'appris, pour la première fois, que Mme L.... avait éprouvé des accidents de néphrite ; qu'elle avait uriné le sang assez abondamment, et que plusieurs fois elle avait rendu des graviers, ou au moins des urines graveleuses. Ces nouvelles douleurs, qui me semblaient partir de la vessie ou de son col, jointes à l'émission très-pénible des urines, me firent penser à une inflammation du col de cet organe, ou à la présence de quelques hémorrhoïdes dans cette région, ce qui n'est pas sans exemple. Cette complication me détermina, au moins pour soulager la malade, à faire appliquer dix sangsues *loco dolenti.* Je fus d'ailleurs conduit à employer ce moyen, parce que le pouls, qui jusqu'alors n'avait pas dépassé soixante-dix à soixante-douze, était monté à plus de cent pulsations ; que la face était rouge, presque vultueuse, enfin que les douleurs étaient, au dire de la malade, à n'y plus tenir. Les piqûres saignèrent peu, mais ce moyen produisit l'effet que j'en attendais ; les douleurs furent très-calmées. Pendant la nuit, on couvrit le ventre de fomentations émollientes et papavéracées ; une potion avec l'eau de tilleul, de laurier-cerise et le sirop de gomme fut prescrite par cuillerée ; la malade ne put la passer. Nuit très-agitée ; Mme L..... fut en proie à des angoisses de toux, de haut-le-corps, et à des souffrances atroces dans la région du colon ; le ventre était tendu et ballonné. Cependant, on ne distinguait pas les circonvolutions intestinales, comme cela se remarque dans le cas d'étranglement interne, idée à laquelle je revenais toujours.

Le 6, au matin. La malade ayant passé une très-mauvaise nuit, tout en conservant toute sa raison, je renouvelai la proposition, que j'avais faite la veille, d'une consultation. On arrêta, dans la famille, de faire appeler le docteur Tonnelé, fils, de Tours, si j'y consentais : je fus loin de m'y refuser. Les accidents allant de mal en pis, la journée et la nuit suivantes, les mêmes moyens furent continués sans amélioration.

Le 7, au matin, fièvre très-forte, cent vingt-cinq pulsations ; il y avait eu un léger frisson dans la nuit. Toute la journée fut pénible ; le soir, je quittai la malade très-inquiet sur le résultat de la chute de la fièvre. On arrêta qu'un des proches partirait pour Tours sur les trois heures du matin, par le courrier. Avant trois heures, M. L..... était chez moi tout effrayé de la position de Mme sa mère, qui avait, me dit-il, vomi des matières fécales; c'était la première fois. Je me rendis aussitôt auprès de la malade que je trouvai au plus mal. Les matières vomies, d'ailleurs en très petite quantité, n'avaient aucune odeur, mais elles étaient de couleur marc de café et ressemblaient à de la bile décomposée, mêlée de détritus qui semblait provenir de l'altération de la muqueuse digestive. Le cas était grave, et j'insistai pour m'adjoindre un confrère ou deux; M. le docteur Janin fut appelé, et vit comme moi le danger imminent et sans espoir. Mme L....., froide comme le marbre, avait encore toute sa raison, et son pouls filiforme battait à plus de cent cinquante pulsations; elle était pâle, les traits affaissés, et souffrante à n'y plus tenir. Nous restâmes, tous les deux, auprès d'elle à peu près deux heures, plus occupés à calmer son moral que sa douleur, à laquelle nous ne pouvions apporter aucun amendement. Il nous parut certain qu'un épanchement quelconque était la cause de tout ce désordre; mais de quelle nature pouvait-il être et d'où provenait-il? Nous quittâmes la malade avec la conviction d'une mort très-prochaine. A huit heures du matin, elle avait cessé de vivre. Il ne m'a pas été possible d'obtenir l'autopsie, qui eût sans doute révélé des désordres pathologiques au-dessus des ressources de l'art.

1842.

DIFFICULTÉ DE DIAGNOSTIC.

RAMOLISSEMENT DU CERVEAU ; — MÉNINGITE ARACHNOIDIENNE ; — MORT ; — AUTOPSIE.

N° 7. M. B..., avoué, — trente-cinq ans, — taille au-dessus de la moyenne, — forte constitution, — tempérament sanguin-nerveux, — habitudes érotiques prononcées, — caractère doux et gai, contracta, vers sa vingt-cinquième année et au milieu de ses études en droit, une affection syphilitique dont il crut se débarrasser avec promptitude, en doublant et même en triplant les doses des substances prescrites, c'est-à-dire, qu'il prit dans quelques jours la quantité des remèdes destinés pour plusieurs semaines. Le traitement était mercuriel, et avait été prescrit par le docteur V..., son ami, auquel il avoua son imprudence beaucoup trop tard. M. B... s'aperçut bientôt de sa faute par l'état de sa santé, qui s'altéra au point que ses facultés intellectuelles faiblissaient chaque jour. Comme il était étudiant, il se désolait de sa situation, parce qu'elle lui dérobait un temps précieux. Cependant, à l'aide de soins mieux entendus, il parvint, avec le temps, à réparer complètement sa santé, termina ses études et vint au Mans, sa ville natale, pour y exercer sa profession. Mais il conservait toujours un peu de lenteur dans ses habitudes, et ses facultés intellectuelles n'avaient plus cette activité, cette exubérance qui promettaient un homme supérieur avant sa maladie. Néanmoins son jugement était sain, et ses confrères savaient l'apprécier.

Dans le courant de mai 1835, sans cause bien connue, M. B... éprouva une légère, ou mieux peut-être, *une fausse-attaque* d'apoplexie, sans perte de connaissance, qui fut suivie d'un peu d'embarras dans la prononciation. Une saignée, des pédiluves sinapisés, un purgatif salin, suffirent pour rétablir l'harmonie. Après dix ou douze jours, il put reprendre ses occupations, sans que sa santé en souffrît. Marié à vingt-sept ans, il épousa une jeune personne fort douce, qu'il aimait beaucoup, et avec laquelle il vivait dans la meilleure intelligence.

Depuis quelque temps, sa femme et ses amis s'apercevaient qu'il était parfois triste, rêveur ; souvent il se plaignait de douleurs de tête qu'il appelait sa migraine ; il paraissait être en proie à quelque chagrin profond qu'il ne confiait à personne, même pas à sa femme, bien qu'il eût en elle la plus grande confiance. Il est présumable que la crainte de l'affliger le rendait plus réservé et plus malheureux. Le 18 février 1843, sa femme et son fils étant partis pour la campagne depuis quelques jours, M.B... alla dîner chez un ami ; à la suite du repas, il fut pris tout à coup d'une perte de connaissance dont on ne pouvait attribuer la cause qu'à une difficile digestion ou à une légère congestion cérébrale. Le docteur Fisson, présent à l'accident, lui prodigue les soins convenables, l'emmene chez lui, le saigne, le fait coucher et le garde jusqu'au lendemain. Se trouvant assez bien, M.B...crut devoir se mettre en route pour rejoindre sa femme, qui n'était qu'à trois lieues du Mans. Il partit à l'insu du médecin, parce qu'il savait que celui-ci se serait d'autant plus fortement opposé à ce voyage, qu'il s'agissait d'un dîner de noces qui ne convenait nullement au malade. En effet, le 21 (mardi), sur les dix heures du matin, il eut une attaque d'apoplexie assez forte qui dura plus d'une heure, et qui fut combattue avec succès par une aspersion d'éther sur la tête, et une forte saignée. Trois jours après, nouvelle, mais très-légère attaque qui dura à peine une minute. Je fus appelé auprès du malade, que je ramenai au Mans, avec sa petite famille, le samedi suivant. Le lundi, M. B.... éprouva une nouvelle attaque peu intense, que je combattis à l'aide d'une saignée, parce que le pouls était plein et dur ; j'appelai mon confrère Fisson pour m'aider de ses conseils. Il est bon de dire que le malade conservait toujours, après les derniers accès surtout, des *symptômes épileptiformes*, de la pesanteur de tête et beaucoup de trouble dans les idées.

Jusque là, n'ayant pu asseoir notre jugement sur la nature des désordres encéphaliques qui donnaient lieu aux phénomènes que nous avions plusieurs fois observés, non plus que sur leur cause première, nous fûmes réduits à faire la médecine du symptôme, en recourant aux moyens les plus actifs comme les plus pressants, pour enrayer, aussi vîte que possible, des accidents redoutables. Nous devons dire aussi que l'étiologie de cette affection ne nous était pas mieux connue ; nous n'avions, pour nous éclairer, que le souvenir de sa maladie contractée à Paris, celui du mauvais traitement suivi, l'altération de la constitution générale, enfin, l'affaiblissement graduel de ses facultés intellectuelles. Mais le malade avait repris de l'embonpoint, sa santé s'était rétablie, et cependant, il faut se le rappeler, il avait conservé de sa maladie, ou au moins de son traitement, un état de l'encéphale tel que cet organe était plus disposé aux congestions, puisque, en mai 1835, M. B.... avait éprouvé quelques symptômes d'apoplexie qui furent suivis d'embarras de la langue. Si nous ajoutons à cela les autres accidents dont nous avons été témoins, les derniers surtout, qui auraient pu faire prendre le change sur la nature de la maladie, d'après les symptômes épileptiformes qu'ils offraient; tels que contractions convulsives des membres, torsion de la bouche qui se remplissait d'écume, face vultueuse, pouls dur et plein; phénomènes graves qu'une saignée faite aussitôt enrayait presque miraculeusement, puisque le malade ne conservait de son accident qu'un peu d'*hébétude* qui se dissipait après quelques heures; tout cela était bien propre à jeter du doute dans notre esprit et à rendre notre diagnostic difficile. En effet, à quelle forme d'affection cérébrale avions-nous affaire? Etait-ce une inflammation chronique des méninges ou de la pulpe cérébrale (car nous avions renoncé à l'idée d'une phlegmasie aiguë)? Dans l'un et l'autre cas, la guérison était impossible. Cependant, il fallut bien nous arrêter à quelque chose, et nous diagnostiquâmes, mon confrère et moi : phlegmasie chronique probable des méninges, avec ramollissement de la pulpe cérébrale. Notre diagnostic arrêté, qu'avions-nous à faire? La médecine offre-t-elle des ressources connues contre une telle affection? Non, mille fois non. Il ne nous restait donc qu'à sortir le malade de ses occupations sérieuses, celles du barreau surtout, et à l'éloigner de toutes les causes qui pouvaient rappeler les accidents. Le séjour à la campagne fut conseillé pour toujours ; c'était assez dire qu'il fallait renoncer au cabinet. A la campagne, le malade devait être confié aux soins de son beau-père, médecin, qui, comme nous, avait jugé son état. Nous convînmes, mon confrère et moi, du traitement à faire suivre au malade, auquel nous avions appliqué, depuis plusieurs jours, un exutoire à la jambe. Parti le 21 mai, pour Ecommoy, dans un état assez satisfaisant, peu de jours après son arrivée, M. B... éprouva un léger accident qui n'eut pas de suite, mais il en survint plusieurs autres qui affectèrent la forme périodique. Comme ces accès étaient toujours de moins en moins graves, ses parents et ses amis conçurent quelques espérances de guérison avec le temps. Pure illusion ! Le 21 juin, sur les neuf heures du matin, à la suite d'une contrariété, que sans doute il n'eût pas éprouvée dans l'état normal, il est saisi par une nouvelle et dernière attaque ; des convulsions effrayantes se déclarent, et malgré les soins les mieux entendus, la mort ne se fait pas attendre.

Autopsie vingt-quatre heures après la mort. Présent, mon confrère Fisson. Le cerveau fut seul ouvert, parce que nous n'obtînmes l'autopsie que fort difficilement.

La boite osseuse enlevée laissa voir : La dure-mère légèrement injectée dans une partie de son étendue, mais sans autre altération ; les sinus remplis de sang noir ; l'arachnoïde épaissie, de couleur blanche, très-adhérente à la pie-mère, surtout dans toute la partie antérieure des lobes antérieurs. Son épaisseur était, dans quelques points, de deux à trois millimètres ; sa couleur blanche, comme albumineuse (*albumine concrète*), s'étendait de la partie antérieure, en diminuant progressivement, jusqu'au cervelet, où elle conservait son état normal, ainsi que dans tout le reste de son étendue. La pie-mère était saine partout. Le lobe antérieur droit, coupé par tranches minces, avec beaucoup de précautions, nous a présenté un ramollissement profond, sans altération de couleur, non-seulement de toute la masse pulpeuse, mais encore d'une assez grande épaisseur de la substance corticale sus-jacente. Ce ramollissement, qui se prolongeait de la partie antérieure de ce lobe jusqu'aux deux tiers de son étendue, contenait, dans son centre, du pus en assez grande quantité, dispersé çà et là par petits foyers. Le lobe gauche nous a aussi offert quelques traces de ramollissement vers sa partie antérieure. Tout le reste de la masse encéphalique, examiné avec beaucoup de soin, ne nous a rien présenté d'anormal.

Cette observation, bien que fort incomplète, offre néanmoins quelque intérêt, tant sous le rapport des difficultés qu'ont présentées son étiologie et son diagnostic, que sous celui des désordres anotomo-pathologiques qu'a offerts le malade qui en fait le sujet. Il y avait ici, évidemment, deux maladies bien distinctes et presque toujours mortelles. Une inflammation de l'arachnoïde et un ramollissement, deux affections graves qui ont dû marcher successivement, sinon simultanément. L'une est-elle la conséquence de l'autre? Et, dans ce cas, laquelle aurait eu l'initiative? Ces deux affections, qui ont dû causer des symptômes qui leur sont propres, quoi qu'ils soient difficiles à bien distinguer, surtout dans les cas comme celui-ci, ont-elles été aiguës d'abord, et sont-elles passées à l'état chronique avec le temps? Ont-elles marché chroniquement dès le début?

Il nous semble que, d'après la nature et la marche des symptômes présentés par le malade, il est difficile de se décider en faveur de l'une ou l'autre de ces propositions, sans entrer dans le champ des hypothèses.

Juin 1843.

DIFFICULTÉ DE DIAGNOSTIC.

FIÈVRE ÉRUPTIVE; — SYMPTÔMES TYPHOÏDES; — MORT APRÈS CINQ JOURS DE MALADIE.

N° 8. B....., domestique, fille âgée de trente ans, douée d'une forte constitution, régulièrement menstruée et à l'époque de ses règles, éprouvait depuis quelques jours un peu de malaise. Le samedi 10 juillet 1834, elle est prise d'un accès de fièvre violent, sans cause bien appréciable, avec vomissements bilieux et céphalalgie sus-orbitaire intense, sans délire. Le dimanche, la fièvre continue, et tout ce que la malade ingère est rejeté par le vomissement mélangé de matières bilieuses. Elle ressent un peu de douleur à la gorge, surtout pendant la déglutition. Le 13, au matin, la fièvre et les autres symptômes ne diminuant pas, je fus appelé. La malade était dans l'état suivant : Coucher en supination,— légère prostration,— face peu colorée, — yeux larmoyants, — céphalalgie, — pouls de 95 à 120 au moins, — peau halitueuse et couverte çà et là de petites taches rougeâtres légèrement saillantes, particulièrement sur les avant-bras et la poitrine, — langue rouge-cerise à la pointe et contractée, comme on le dit, en fer de lance. La région épigastrique, explorée avec soin, ne présente aucune sensibilité anormale; le ventre est souple et sans douleur. La malade ne souffre plus de la gorge, et la déglutition se fait facilement : il y a peu d'altération. Ses règles avaient fait éruption avec la fièvre ; elles coulaient normalement. —Tilleul chaud sucré,—potion avec l'infusion de coquelicot, le sirop de gomme, l'eau de fleur d'oranger nitrée à dose tempérante. Le tout, pour ne pas troubler les règles et favoriser l'éruption cutanée, qui nous semblait avoir quelque analogie avec la scarlatine. Le jour et la nuit suivants, point d'amélioration, — transpiration abondante, — éruption peu augmentée, — les règles coulent.

Le 14, fièvre la même, — céphalalgie plus violente, au dire de la malade ; il y a encore quelques vomissements bilieux. Urines assez abondantes ; elles sont un peu rouges et ne déposent pas. L'éruption cutanée ne présente point encore de caractère bien tranché ; néanmoins, nous croyons toujours à une fièvre scarlatine à marche insidieuse. Comme les règles coulent bien, nous ne pensons pas devoir rien changer au traitement, dans la crainte de troubler une fonction qui devait être salutaire.

Le 15, vers le milieu du jour, fièvre moins forte ; — point de rémission complète. La malade, dont les traits sont altérés, tombe dans l'abattement, — pouls réduit à 80, — urines de la nuit, rouges, un peu nébuleuses, — éruption entièrement disparue, — les règles coulent bien. Nous augurons favorablement de la maladie, et nous nous félicitons de n'avoir rien fait qui troublât la marche de la nature. Dès le soir, la fièvre remonte, mais sans frisson ; elle est forte (120 à peu près) ; — vomissements, — céphalalgie pendant la nuit, — transpiration abondante ; l'éruption ne reparaît point. Les règles approchent de leur fin.

Le 16, six heures du matin. Fièvre à son déclin; la malade, faible, peut à peine répondre aux questions qu'on lui adresse.—Rémission incomplète;—règles entièrement passées; elles ont coulé comme dans l'état normal.—La langue, toujours rouge et contractée comme au commencement, n'est point fuligineuse; — lèvres et gencives pâles; — région épigastrique peu sensible au toucher; — ventre souple et sans douleur. Nous attendions une rémission complète pour tenter le sulfate de quinine, ou, dans le cas contraire, une application de sangsues. La fièvre, loin de cesser entièrement, comme nous l'espérions, reprit plus d'activité sur les dix heures. Fondé à croire, d'après la nature des symptômes passés, l'écoulement mensuel étant terminé et l'éruption disparue, que la muqueuse gastro-intestinale était le siége du désordre et le point de départ de tous les phénomènes morbides observés jusqu'alors, et surtout la fièvre ne cessant pas entièrement, nous conseillâmes l'application de vingt sangsues promenées sur le ventre. — Potion gommo-acidulée et nitrée. Demi-heure après notre visite, fièvre très-intense; — vomissements. Effrayée de cette récrudescence et surtout de la prostration dans laquelle tomba presque tout à coup la malade, sa garde, assez intelligente, n'appliqua pas les sangsues et se borna, comme nous l'avions déjà fait faire, à frictionner, avec du vinaigre très-chaud, les extrémités qu'elle enveloppa avec de la flanelle.

Je ne pus revoir la malade que vers midi: je la trouvai dans l'état le plus inquiétant. Prostrée et étrangère à tout ce qui l'entourait, elle avait les yeux fixes, secs; les pupilles dilatées et entièrement insensibles à la lumière. Mort sur les sept heures du soir. L'autopsie ne fut pas permise.

Nous avons à regretter de n'avoir pu constater les désordres pathologiques, qui ne nous auraient probablement rien appris sur le traitement à faire dans une circonstance semblable. En effet, quand l'autopsie nous eût signalé des altérations (qui peut-être existaient), soit du tube intestinal, soit du poumon, soit de l'encéphale, soit enfin de tout autre système ou appareil d'organes, y aurions-nous beaucoup gagné sous le rapport de la thérapeutique, même dans des cas qui auraient de l'analogie avec celui-ci? Si la malade, comme nous sommes porté à le penser, a succombé à une phlogose gastro-intestinale grave, les phénomènes cutanés, et plus tard les symptômes cérébraux, pour nous conséquence de l'inflammation, ayant été si promptement suivis de l'état typhoïde et de la mort, devions-nous agir autrement que nous l'avons fait? Fallait-il, malgré l'écoulement mensuel, qui commençait avec l'affection, saigner le sujet coup sur coup ou le couvrir de sangsues, ou le soumettre à l'action des purgatifs, et cela dès le début, d'après le grand principe: *principiis obsta*, qui recommande de juguler la maladie? Nous ne l'avons pas pensé, et nous ne le pensons pas encore. Sans doute que les médecins qui se vantent toujours de guérir et qui ont l'habitude de blâmer la conduite de leurs confrères, nous diront que, quel qu'eût été le résultat d'une conduite opposée à la nôtre, il ne pouvait être plus fâcheux que celui que nous avons obtenu; cela est incontestable. Mais, en agissant activement dans le cas où nous nous trouvions, n'eussions-nous pas troublé ce *molimentum naturæ*, si utile dans une foule de cas, et que les praticiens ont toujours recommandé de respecter? n'eussions-nous pas troublé la marche de la nature, sur laquelle il nous semblait rationnel de compter pour la solution de la maladie ; n'eussions-nous pas enfin agi au hasard ? Ici, je le demande aux médecins de bonne foi : qui aurait osé, dans l'espèce, invoquer le précepte : *Melius anceps remedium quàm nullum?*..... Ce fait, que nous rapportons avec la plus sévère et la plus scrupuleuse exactitude, est du nombre de ceux qu'un médecin philanthrope et ami de la science doit signaler à ses confrères. Ici, nous nous le demandons encore : quelle a été la cause des phénomènes observés ? quel a été l'organe ou le système primitivement atteint, et dont le trouble a déterminé celui des autres appareils ? Une médecine active et perturbatrice eût-elle été rationnelle ? B....., avant l'invasion de la maladie à laquelle elle a succombé, avait éprouvé pendant quelques jours un léger malaise qu'elle regardait comme le prélude de ses règles ; ne s'inquiétant nullement de son état, elle n'appela le médecin que le quatrième jour. Cette évacuation, qui a marché sans interruption jusqu'au 15, ne devait-elle pas être respectée et considérée comme avantageuse ? Et, alors, tout moyen perturbateur n'eût-il pas été contraire aux préceptes d'une saine pratique ? Si les règles n'eussent pas bien coulé, sans doute qu'il eût été sage d'en activer le cours, en augmentant la fluxion locale par une application de sangsues. Ce moyen devenait indispensable, et le seul sur lequel on eût dû compter. Mais l'écoulement n'a cessé qu'après avoir marché comme dans l'état normal, et c'est lorsqu'il a fini que l'éruption cutanée, qui n'a jamais été assez franche pour donner à la maladie un caractère bien tranché, a disparu, laissant derrière elle tous les signes d'une irritation profonde de la muqueuse gastro-intestinale, à laquelle la malade a succombé.

Juillet 1834.

GASTRO-ENTÉRITE.

MORT ; — AUTOPSIE ; — DÉSORDRES TYPHOÏDES.

N° 9. Le 6 décembre 1839, B...., journalier, âgé de vingt-huit ans, demeurant hors la ville, malade depuis quelques jours et alité, me dit-on, de la veille au matin, me fait appeler pour lui donner mes soins.

Vers les deux heures de l'après-midi, je le trouvai dans l'état suivant : Coucher en supination ; — faciès rouge-cramoisi; — yeux fortement saillants; — conjonctives très-injectées; — pouls élevé, fréquent (cent vingt pulsations au moins); — peau sèche, brûlante; — langue contractée, pointue, rouge-feu sur 15 millimètres d'étendue vers la pointe, de couleur brunâtre à sa base qui était un peu muqueuse; — sécheresse de la bouche; — soif ardente; — déglutition difficile; — délire *loquace* dont on le tirait facilement pour quelques instants ; — réponses brusques et difficilement articulées, mais justes; — prostration ; — ventre légèrement tendu, très douloureux au palper, et la douleur s'étendant jusqu'à l'épigastre ; — point de garde-robes ; — urines rares. A ces phénomènes, je ne doutai pas de la gravité de la maladie que j'avais à traiter, et dont je ne connaissais ni l'invasion, ni la cause. Sa femme, enceinte de quatre mois, tenait un petit cabaret. Embarrassée de mes questions, sur les causes et l'invasion de cette maladie, elle m'assura que son mari, *traînassant* depuis plusieurs jours, n'était arrêté que de la veille et qu'il n'avait pas vu de médecin. (J'appris, quelque temps après, que cet indigent avait, pendant six jours, reçu les soins d'un confrère qui l'avait abandonné, sans doute à cause de ses *nombreuses occupations*.) Interrogée sur ce qu'on lui avait fait, elle répondit qu'il avait seulement pris quelques tasses de vin chaud sucré et un peu de bouillon gras, dont la déglutition s'était faite difficilement.

Suppression de ces deux boissons; — eau de groseilles; — eau sucrée; — eau de veau très-légère; — fomentations émollientes sur le ventre; — cataplasmes de son chaud, vinaigrés, aux pieds (n'ayant pas autre chose sous la main). Je quittai le pauvre malade, n'osant espérer une rémission pour le lendemain.

7, neuf heures du matin. — Diminution de la fièvre; — face moins colorée; — peau un peu moite; — langue encore rouge, moins contractée, moins sèche; — soif plus supportable. Le malade m'ayant reconnu, répondit moins brusquement à mes questions. Il accusait une légère douleur du côté gauche de la tête, vers la suture fronto-pariétale; — ventre toujours tendu, très-douloureux au toucher; — pouls tombé à quatre-vingt-dix pulsations à peu près, mais conservant sa dureté.

Prescription. — Vingt sangsues sur le ventre, vers le point douloureux : on n'en appliqua que quinze, dont les piqûres furent couvertes de cataplasmes; — potion gommo-acidulée; — boissons tempérantes nitrées; — frictions sur les extrémités pelviennes, avec du vinaigre très-chaud ; — cataplasmes de son vinaigré, aussi très-chauds, aux pieds. Nuit comme les précédentes ; — un peu de délire.

8, neuf heures du matin. — Calme général; — rémission incomplète; — pouls toujours dur et plein, quatre-vingt-dix pulsations; — face plus normale; — réponses moins brusques; — ventre toujours tendu, très-douloureux au toucher, quelque légèrement qu'on le palpât.

Prescription. — Douze nouvelles sangsues sur le ventre et six à l'anus : le tout dans l'espérance de modifier l'inflammation de la muqueuse intestinale, dont je ne pouvais douter, d'après les symptômes observés. Du reste, les mêmes moyens furent recommandés. Le soir, sur les dix heures, j'allai voir mon malade ; je le trouvai avec un accès de fièvre si violent, que j'en fus effrayé ; elle avait pris sur les deux heures de l'après-midi. On n'avait pas mis les sangsues, sur l'application desquelles j'avais osé fonder un peu d'espérance pour prévenir le redoublement de la fièvre qui, comme nous l'avons dit plus haut, n'avait jamais offert de rémission complète. L'accès ne finit qu'avec la vie.

Le 9, au matin, ignorant la mort de B....., j'allai pour le voir ; une voisine me dit qu'il avait succombé vers le milieu de la nuit. J'appris, en outre, que ce malheureux, quelques jours avant d'avoir pris le lit, avait été battu par plusieurs hommes qui s'étaient introduits chez lui, vers le soir.

L'autorité, instruite de ce fait, ordonna l'autopsie qui fut faite le lendemain, sur les neuf heures du matin, par M. le docteur Suhard et moi, en présence de l'adjoint.

Etat du cadavre, trente heures après la mort : — Sujet d'une taille ordinaire; — membres bien musclés; —

décubitus dorsal; — raideur cadavérique. La partie antérieure du col, depuis le menton, les oreilles, jusque vers les clavicules, offrait un emphysème bien caractérisé; — peau de cette partie couverte, çà et là, de sugillations très-marquées, qui auraient pu faire soupçonner que B.... avait été fortement serré par une main vigoureuse. Mais comme cet état emphysémateux et sugillé n'existait pas du vivant du malade, nous ne pûmes le considérer que comme un effet cadavérique. Le ventre était tendu, ballonné; toute la partie postérieure du cadavre, depuis la tête jusqu'aux plis des fesses, était de couleur pourpre foncé. — Sugillation cadavérique déterminée par la position dorsale.

La tête, ouverte avec beaucoup de précaution, n'offrit rien de bien remarquable. Cependant, les glandes de Pacchioni étaient un peu plus développées que dans l'état normal; il y avait une légère adhérence de la dure-mère avec la méningine, surtout vers la partie antérieure des lobes cérébraux, où quelques traces d'engorgement se remarquaient, principalement à gauche; les masses cérébrales et cérébelleuses ne présentèrent rien d'anormal. J'oubliais de dire que le sang contenu dans les sinus de la dure-mère un peu engorgés, était noirâtre et peu consistant. Plusieurs coupes en différents sens, tant sur le cerveau que sur le cervelet, ne nous ont rien présenté non plus d'anormal. Les ventricules contenaient fort peu de liquide. La toile choroïdienne était saine.

Poitrine. — Cœur sain, un peu volumineux; — poumon emphysémateux et gorgé de sang noirâtre, surtout à la partie postérieure, comme cela a lieu, dans les derniers instants de la vie, chez les sujets qui succombent aux maladies qui portent une atteinte profonde à l'organisation générale.

Bas-ventre. — L'estomac contenait à peu près un verre de liquide (boisson prise par le malade). Sa muqueuse était injectée, brunâtre et boursouflée dans quelques points de son étendue, surtout vers le pylore et le grand cul-de-sac. Toute la masse intestinale, distendue par des gaz, contenait fort peu de matières, d'ailleurs liquides et légèrement jaunâtres. La muqueuse de l'intestin grêle, boursouflée dans plusieurs points, nous a présenté les follicules, ou glandes de Peyer, gonflés, ulcérés, et formant çà et là des masses agglomérées d'ulcérations profondes, à bords durs, de couleur grisâtre au centre, étendues jusque vers la valvule iléocœcale; ces masses d'ulcérations, éloignées de quelques centimètres les unes des autres, étaient si nombreuses, que nous avons renoncé à les poursuivre dans la longueur de l'intestin. Plusieurs glandes mésentériques étaient engorgées, mais sans ulcération. Tous les autres organes contenus dans l'abdomen étaient sains.

Réflexions. — Après avoir procédé par exclusion et analysé, autant que possible, les symptômes que présentait B..., ma première pensée fut que j'avais affaire à une maladie générale, grave, compliquée d'une inflammation violente de la muqueuse intestinale, traduite d'une manière évidente, par la douleur profonde du ventre, laquelle s'irradiait jusqu'à l'épigastre ; par une soif intense, la sécheresse de toute la bouche, la rougeur et la contraction de la pointe de la langue, enfin par la fièvre, le délire et la céphalalgie légère du côté gauche. Mais je ne pouvais croire, je l'avoue, l'inflammation des plaques de Peyer aussi avancées dans si peu de temps ; car, pour moi, la maladie ne datait que de trois ou quatre jours tout au plus. D'un autre côté, l'absence de *sudamina*, que quelques praticiens regardent comme symptôme pathognomonique de la fièvre typhoïde déjà avancée, me laissa croire que les glandes n'étaient encore qu'enflammées. Je devais alors chercher à modifier cette phlogose pour éviter, s'il en était encore temps, l'ulcération et la gangrène des follicules muqueux. Mais avant d'agir, j'avais à réfléchir sur la manière de considérer la maladie qui s'offrait à mon analyse, car, de là, devait ressortir le mode de traitement à adopter. Comme on n'est pas encore bien d'accord sur le point de départ ni sur la nature de la fièvre typhoïde, je dus me faire les questions suivantes, non seulement pour éclairer ma conduite, mais encore dans l'intérêt de mon pauvre malade que des travaux pénibles, souvent la misère et des chagrins profonds tourmentaient depuis assez long-temps : 1° La maladie consiste-t-elle seulement dans l'inflammation de la muqueuse intestinale et principalement dans celle des follicules ou glandes de Peyer ? Cette inflammation s'est-elle développée sous l'influence d'une cause inappréciable (d'alleurs inutile à chercher), et tous les phénomènes observés ont-ils pour cause cette phlegmasie ? Dans cette première hypothèse, il est présumable qu'en enlevant la cause, les effets cesseront. Le cas bien établi, les saignées coup sur coup et toute la série des moyens antiphlogistiques doivent faire la base du traitement ; j'agirai rationnellement, sans contredit. 2° Cette inflammation, de laquelle d'ailleurs je ne puis douter, a-t-elle pour cause la présence d'une bile âcre, mordicante (atrabile des anciens, et résultat d'un trouble pathologique quelconque dans les fonctions du foie), qui par son séjour trop long-temps prolongé dans l'intestin, va s'altérer encore d'avantage et favoriser la décomposition putride des fluides fournis par la muqueuse intestinale ? Des ulcérations gangréneuses suivies de perforations, n'en seront-elles pas le résultat si, avant ces désordres inévitables, l'absorption des miasmes délétères, développés sous l'influence de la putréfaction de tous ces fluides, ne transporte dans l'économie tous les éléments d'une décomposition générale, d'une mort inévitable ? En admettant cette seconde hypothèse, je dois renoncer au traitement antiphlogistique et adopter celui des purgatifs réitérés qui, plus sûrement que les saignées, élimineront la cause morbifique dont l'effet débilitant pourrait favoriser encore la décomposition générale. 3° Si au contraire, comme nous le pensons, la fièvre typhoïde doit être considérée comme une maladie générale due à une altération profonde de l'inervation, déterminée elle-même par une foule de causes plus ou moins appréciables, puisées soit dans une atmosphère souillée d'émanations délétères, soit dans l'intempérance ou les privations, soit dans l'excès d'un travail physique ou moral, soit dans la misère et l'habitation des lieux bas, humides, et qui n'offrent aucune des circonstances hygiéniques indispensables à la santé; soit enfin dans les chagrins concentrés de toute nature qui, comme on le sait, altèrent si profondément les fonctions de tout l'appareil digestif et surtout l'inervation. Alors le traitement doit être basé d'après les symptômes les plus tranchés et les plus alarmants, en ayant toutefois égard aux causes présumées de la maladie, à l'âge, au sexe, à la constitution et surtout aux habitudes du sujet.

C'est ici que le médecin, qui voudrait suivre exclusivement un système, pourrait commettre de graves erreurs, surtout s'il l'adoptait indistinctement pour tous les individus atteints de la même maladie. Ici, j'avais affaire à un sujet jeune et assez fortement constitué, chez lequel la violence de la fièvre pouvait être suivie d'un affaissement redoutable. Le pouls plein, dur, battait à cent vingt pulsations; la couleur cramoisie de la face, la saillie des globes oculaires, enfin tous les autres symptômes énumérés plus haut, ne laissaient aucun doute, dans mon esprit, sur la nécessité de tirer du sang; car, je dois le dire, pas un des phénomènes morbides ne pût même me faire penser aux purgatifs. Il s'agissait donc, pour moi, de tirer du sang, mais de quelle manière? Une saignée du bras eût sans doute été rationnelle, si la violence de la fièvre ne m'eût arrêté; je craignais qu'une trop prompte déplétion ne fût suivie d'un affaissement dangereux. Je préférai donc une application de sangsues vers le lieu de la douleur. Comme on l'a vu, cette saignée locale tempéra la fièvre sans trop affaiblir le malade, qui dès le lendemain éprouva un mieux sensible. Comme il n'y eut pas de rémission complète, et je ne devais pas m'y attendre, puisque l'inflammation ne pouvait être enlevée; comme d'un autre côté, cette inflammation n'était pour moi qu'un effet dont je n'avais pas la cause, je devais donc m'attacher à la combattre comme le symptôme le plus dangereux alors. Craignant un redoublement de fièvre, qui d'ailleurs me paraissait inévitable, je pensai qu'une seconde application de sangsues pourrait en tempérer la violence et prévenir, s'il en était temps encore, les suites d'une trop forte réaction, qui, comme on le sait, ne se fait jamais qu'au dépend de l'inervation. Les sangsues ne furent pas appliquées ; elles l'auraient été, l''autopsie, en confirmant mon diagnostic, m'a convaincu qu'elles eussent été inutiles.

Maintenant, les partisans des purgatifs, dans cette maladie, ne manqueront pas de dire que j'ai bridé à gauche, que j'ai eu tort de tenir compte de l'état du pouls, de la fièvre grave, du délire, de l'état de la langue, qui induit souvent en erreur, (ce qui n'est que trop vrai quand il n'est pas accompagné de phénomènes de violente réaction), de la douleur du ventre, surtout, qui indiquait l'embarras intestinal et commandait impérieusement les éméto-cathartiques et les cathartiques salins, lesquels devaient faire la base du traitement ; enfin qu'ils auraient pu guérir mon malade que j'ai au moins laissé mourir. A ces praticiens, je répondrai que leur assertion est loin d'être vraie : 1° Parce qu'aucun des symptômes présentés par notre sujet ne pouvait conduire à affirmer que le tube digestif fût encombré de matières délétères à la présence desquelles on pût les attribuer. 2° Que ces symtômes, pour le médecin observateur qui ne se laisse pas séduire par des théories où le génie a souvent plus de part que l'expérience, traduisaient au contraire, une inflammation intestinale, dont le siége était douteux, développée sous l'influence d'une cause inappréciable qui pouvait ne plus exister, et à laquelle il n'était pas facile de faire la guerre, malgré cet axiome: *sublatâ causâ tollitur effectus* ; axiome qui n'aurait eu ici son appliplication que pour l'effet (l'inflammation), cause de tous les phénomènes morbides. 3° Parce que l'autopsie a prouvé, chez notre sujet, que la bile âcre et mordicante, que nous sommes loin de rejeter comme cause, le plus souvent, d'accidents graves et même mortels, n'y était au moins plus pour rien, puisque l'intestin n'en contenait presque pas et que, de couleur normale, cette petite quantité de bile était encore très étendue par les liquides ingérés dans l'estomac. 4° Que le gros intestin, dans ses trois divisions, ne contenait point de matières. 5° Enfin, que les désordres rencontrés dans l'iléon, tels que les ulcérations profondes à bords boursouflés et durs des glandes de Peyer, dont le centre grisâtre et sanieux offrait l'aspect d'ulcères gangreneux, suffisent bien pour convaincre que les purgatifs cathartiques auraient été au moins inutiles dans un semblable état de choses, où l'eau légèrement chlorurée eût peut-être été mieux indiquée. Cette observation, comme toutes celles que nous avons eu occasion de recueillir, mais que la brièveté de notre volume ne nous permet pas de communiquer, ainsi que les réflexions qu'elle nous a suggérées, nous conduit à penser que la fièvre typhoïde est une maladie générale, dont, le plus souvent, la cause nous échappe; maladie qui porte une atteinte profonde à l'inervation d'où suit le désordre fonctionnel de tout l'organisme animal, lequel ne se traduit presque jamais par des symptômes exactement les mêmes, parce que tous les sujets atteints, soit *sporadiquement*, soit *épidémiquement*, diffèrent plus ou moins. Nous pensons encore que la cause essentielle, souvent inappréciable de cette grave maladie, disparaissant peut-être aussitôt qu'elle a frappé, le traitement doit être modifié en raison des phénomènes prédominants les plus dangereux, auxquels le médecin consciencieux est réduit à faire la guerre, s'il ne veut pas s'exposer à être nuisible. Nous pensons enfin, que cette maladie, arrivée au degré de gravité qu'elle présentait chez notre sujet, lorsque nous l'avons vu la première fois, est au-dessus des ressources de l'art.

Décembre 1839.

II. PATHOLOGIE EXTERNE.

PLAIES PÉNÉTRANTES DU BAS-VENTRE ; — LÉSION ET SORTIE DE L'INTESTIN ; — GUÉRISON.

N° 10. Pendant onze années que nous avons suivi les ambulances et les hôpitaux militaires où, comme on le pense bien, l'on rencontre des blessés de toute espèce, nous avons eu l'occasion de voir beaucoup de plaies pénétrantes de la poitrine, et de l'abdomen avec lésion et sortie d'une plus ou moins grande quantité du tube alimentaire. Lorsque le temps nous l'a permis, nous avons recueilli quelques faits assez graves et assez intéressants qui militent en faveur, sinon de l'innocuité des lésions du péritoine (innocuité que nous n'admettons pas, sans doute), mais au moins en faveur de l'opinion de ceux qui pensent que ces lésions ne sont pas toujours aussi dangereuses qu'on le dit généralement.

Premier fait. — Après la célèbre bataille d'Austerlitz, nous fûmes attaché, à Brünn (Moravie), à une ambulance où gisaient sur la paille sept à huit mille blessés de toute sorte, de tous les grades et de toutes les armes. Le petit nombre des chirurgiens pour faire ce service (dix seulement), comparativement à celui des malades, fit qu'on s'occupa d'abord de ceux qui offraient le plus de chance de guérison, et surtout des blessures les plus graves. Abandonnant à la nature et aux soins de propreté ceux que l'on regardait comme voués à une mort certaine. Cependant, quelque désespérés qu'ils fussent, tous ces infortunés reçurent le premier pansement, et furent ensuite confiés aux infirmiers qui couvraient leurs plaies d'un peu de charpie et de linge. A mesure que les malades diminuaient, soit par les grandes évacuations qui se faisaient chaque jour, soit par la mort qui moissonnait amplement, les blessés, moins nombreux, permirent de faire refluer les officiers de santé dans les ambulances qui en avaient le plus besoin. Alors les malheureux qu'on n'avait pu secourir furent régulièrement pansés ; c'est alors aussi que nous eûmes l'occasion de remarquer un vieux sergent blessé par une balle dont l'entrée au-dessus du pubis, un peu à droite, avait son issue vers la symphise sacro-iliaque du côté opposé. La vessie ayant été transpercée, l'urine sortait encore avec abondance par les deux plaies ; bien que la blessure datât de plus d'un mois, aucun accident grave ne s'était manifesté. Interrogé sur ce qu'il avait éprouvé pendant ce laps de temps, le vieux brave nous raconta que, dès le lendemain de sa blessure, il crut voir l'urine couler par les deux plaies. Les douleurs qu'il avait éprouvées n'avaient jamais été bien violentes que durant les premiers huit jours ; ensuite elles devinrent supportables. Jamais, depuis son accident, il n'avait ressenti le besoin d'uriner. L'urine ne coulait plus par la verge. Ce qu'il y a de remarquable chez ce malade, c'est que depuis sa blessure, il n'avait point manqué de satisfaire à son appétit, parce que, se disait-il : « *Puisque je suis condamné à mourir de mes blessures, je veux jouir de mon reste...* » Une sonde introduite dans la vessie, on le pansa méthodiquement. Dès le lendemain, l'urine commença à couler par la sonde, et le huitième jour, il n'en passait que bien peu par les plaies, qui marchèrent vers la cicatrisation si rapidement, qu'après un mois de soins, elles étaient presque entièrement guéries; alors la sonde, qu'on avait renouvelée de temps en temps, put être supprimée. Le blessé conservait des adhérences qui le forçaient à marcher courbé. Depuis lors, nous l'avons perdu de vue.

Deuxième fait. — Pendant la désolante affaire de Bussacco, près de Coïmbre (Portugal), où le régiment (31e léger) gravit presqu'à pic la montagne hérissée d'Anglais et de canons, le capitaine Marçais reçut une balle qui, dirigée de haut en bas, vers la partie moyenne et antérieure du flanc gauche, traversa le ventre et sortit postérieurement du côté opposé, en fracassant l'os ilium. Une masse énorme d'intestin déchiré par le projectile, et accompagnée de toute la portion mésentérique qui lui donne attache, s'échappa par la plaie antérieure; les matières fécales sortaient abondamment. Très convaincu que cet officier, qui d'ailleurs manquerait des soins nécessaires à son état, devait succomber à sa blessure, nous nous bornâmes à faire rentrer la masse intestinale sortie, seulement pour satisfaire le moral de notre intéressant camarade, qui croyait aussi à sa fin prochaine. De la charpie, des compresses, et un bandage de corps composèrent tout le pansement. Conduit à Coïmbre avec les autres malades, il tombe au pouvoir de l'ennemi; de là, évacué sur Lisbonne et placé sur un ponton, il fut confondu avec la foule et transporté en Angleterre, où, comme on le sait, les prisonniers français et même les malheureux blessés étaient assez maltraités. Ayant perdu de vue ce brave militaire, il m'est impossible de dire tout ce qu'il a éprouvé de misères, de privations, pendant son séjour en Angleterre, où il fut transféré d'hôpitaux en hôpitaux (Dieu sait quels hôpitaux !), et souvent plusieurs jours de suite sans être pansé... Mais après six mois de captivité, il rentra, non encore guéri, au dépôt du régiment alors à Navarrins (Basses-Pyrénées). Là, confié à mes soins, j'eus la satisfaction de contribuer à sa guérison. La plaie antérieure était à peu près cicatrisée ; celle de la partie postérieure était fistuleuse et donnait, d'un pansement à l'autre, une assez grande quantité de matières fécales ; souvent on rencontrait dans l'appareil des graines de raisins ou des pépins de fruits. Des pansements méthodiques, la position et quelques cautérisations avec le nitrate d'argent, favorisèrent la guérison. Ce capitaine, mis à la retraite, se retira à Rennes où, père de famille, il se livra au commerce des vins en gros. Voyageant pour son commerce (en 1821 et 1822), il est venu deux fois au Mans (Sarthe), me voir et jouissant de la meilleure santé. Depuis lors, en 1842, des affaires m'appelant à Rennes, je le trouvai très-bien portant et n'ayant, m'assura-t-il, presque jamais souffert depuis sa guérison, ne se faisant pas faute, d'ailleurs, des jouissances d'une bonne chère, etc.

Troisième fait. — En 1812, le 31e léger, alors en cantonnement à Valladolid (Espagne), fit une corvée de deux jours de marche pour conduire, à Aranda de Duero, un fort convoi de munitions destinées à la garnison formée par un régiment de la garde impériale. Au milieu d'une petite plaine entourée de bois et de montagnes, le colonel fit arrêter le convoi pour le déjeûner. Il plaça ses postes, entoura militairement les voitures, et chacun procéda à son très-frugal repas. A peine avions-nous terminé, qu'une colonne de *guérillas*, bien supérieure en nombre, déboucha sur une hauteur et vint nous attaquer vigoureusement. L'affaire fut assez chaude ; le champ de bataille nous resta, mais non sans beaucoup de victimes, tant morts que blessés. M. le capitaine Roxis, commandant les grenadiers, reçut une balle dans la région épigastrique, qui traversa l'estomac et sortit postérieurement. Les aliments s'échappèrent en abondance par les deux plaies. La gravité de cette blessure ne nous laissant aucun espoir de guérison, on le pansa avec soin, bien que pour la forme, et on le mit avec d'autres blessés dans une charrette, sur un peu de paille. Le tambour Nava, de la même compagnie, reçut presqu'en même temps une balle qui traversa le ventre de part en part, mais d'un flanc à l'autre, en longeant sous le péritoine, et perfora l'intestin grêle, dont une masse énorme avec sa portion mésentérique couvrait l'abdomen souillé de matières fécales sortant par la plaie intestinale. Rentrer à la hâte toute la masse sortie, couvrir les plaies de charpie et de linge, fut tout le pansement de ce malheureux que nous crûmes voué, comme son capitaine, à une mort certaine, mort que nous pensions ne pas devoir tarder. Ces deux blessés furent conduits, avec les autres, à l'hôpital d'Aranda, et confiés aux soins éclairés du docteur Belnan, chirurgien-major de la garde, et auquel appartient l'honneur de leur guérison. Trois mois après, le hasard me fit rencontrer le brave capitaine dans un café, à Burgos, lors du passage de l'armée qui abandonnait l'Espagne ; il était encore très-faible, très-pâle, et ne marchait que fort difficilement. Il rentra au régiment et suivit jusqu'à Bayonne, où il s'arrêta quelque temps pour réparer ses forces et continuer son service, avec le grade de commandant. Quant au tambour Nava, ce ne fut que long-temps après qu'il revint au dépôt, où il obtint sa retraite et sa guérison ensuite.

Je retrouve dans mes notes un autre fait qui mérite aussi d'être rapporté. Un de mes confrères et amis, le docteur Balch, chirurgien de deuxième classe de la marine, à bord d'une prame stationnée au Hâvre-de-Grâce, en 1805, reçut en duel un coup d'épée dans la région ombilicale ; le fer, abandonné par l'adversaire, désolé d'avoir blessé son ami, fut retiré par ce chirurgien lui-même. Dirigé de bas en haut, il avait pénétré de plus de six pouces. Appelé aussitôt après l'accident, je trouvai l'infortuné en proie à des douleurs d'entrailles intolérables. Des convulsions, des lipothymies, des vomissements abondants d'aliments non digérés et mélangés de beaucoup de sang, me firent craindre une lésion du ventricule et du diaphragme. De temps en temps, la respiration se suspendait tout à coup plusieurs secondes ; l'absence du pouls, la pâleur de la face, l'affaissement des traits annonçaient une fin prochaine. Plusieurs saignées, renouvelées selon le besoin, la diète la plus sévère, quelques cueillerées d'eau pure, seulement de temps en temps, pour rafraîchir la bouche, un peu de sparadrap sur la plaie, et le repos le plus absolu, tel fut le traitement que nous fîmes subir à notre blessé, pendant les six premiers jours ; le septième, on permit un peu de bouillon coupé ; le soir, on en donna un second qui passa bien ; la nuit fut on ne peut plus calme et le malade, qui jusque là n'avait pas même sommeillé, dormit une partie de la nuit. M. Balch, dont nous avions désespéré de prime-abord, se rétablit assez promptement pour pouvoir, huit jours après son accident, sortir à l'aide d'un bras et se rendre à la pension, qui, à la vérité, n'était pas loin de son logement.

Enfin, pour dernier exemple, mes honorables confrères, MM. Vallée, Janin, et moi, nous avons eu l'occasion de constater, à l'autopsie, un fait qui a beaucoup d'analogie avec ceux qui précèdent. Un vieillard (M. D...), mort plus de cinquante ans après avoir reçu, en duel, un coup d'épée vers la région sus-ombilicale, avec lésion de l'intestin, en était parfaitement guéri, conservant, toutefois, un rétrécissement assez considérable de la partie lésée. Il faut dire aussi que, depuis sa blessure, il avait toujours eu les fonctions digestives un peu troublées. On peut conclure de ces faits, qui ne sont pas les seuls dans la science, que, si les lésions du péritoine sont graves en raison des accidents qui les suivent, elles sont souvent moins dangereuses qu'on ne l'a pensé: et que, dans certaines opérations, telles que la gastro-hystérotomie, les différentes opérations de hernie, la taille sus-pubienne même où cette membrane peut être atteinte, c'est moins à sa lésion qu'on doit attribuer les accidents graves qui lui succèdent, qu'à l'épanchement des fluides étrangers dans la cavité péritonéale, épanchements qui ne sont pas toujours mortels.

N° 11. L....., âgé de trente ans, fermier, de la paroisse de Tranger, près le Mans, doué d'une constitution athlétique, blond, fait une chute de cheval, le 18 mai 1829 ; il se frappe la tête sur l'angle d'un corps dur (souche), et se déchire le pavillon de l'oreille gauche, au point qu'il ne tient plus que par un faible lambeau. Le sang coule abondamment plusieurs heures, pendant lesquelles la plaie reste béante, remplie de boue et de graviers. M. Tendron, chirurgien à Coulans, est appelé, arrive en toute hâte, lave la plaie avec soin, la réunit par première intention et la couvre d'un appareil convenable. Il recommande l'application de vingt sangsues autour de l'apophyse mastoïde du même côté, afin de prévenir l'inflammation, conseille le repos le plus absolu et le régime le plus sévère. Tout porte à croire, les premiers jours de l'accident, que la réunion sera parfaite, malgré le déchirement considérable des parties, et que la guérison sera aussi heureuse et prompte que possible. Au bout de cinq jours, le malade se trouve si bien, qu'il se livre à ses occupations ordinaires.

Le 9 juin, treizième jour de l'accident, L..... se rend au Mans, avec deux bœufs, qu'il vend lui-même à la foire. On pense bien que ce marché ne se fit pas sans beaucoup de tourment et quelque excès de boisson. Le soir, L .... rentre chez lui très-fatigué de sa journée, et atteint d'une violente douleur de tête qui augmente tellement toute la nuit, que le gonflement et la raideur du col en sont la suite. Appelé le 15, sixième jour de ce nouvel accident, dans l'absence de mon confrère Tendron, je trouvai le malade dans l'état suivant : Tête très-enflée ; — face enluminée ; — yeux rouges, saillants ; — pouls presque normal. L'appareil levé laisse voir l'oreille très gonflée, mais parfaitement en place, et la plaie presque entièrement cicatrisée.

Considérant le gonflement et la raideur comme une simple inflammation locale, je crus devoir me borner à une saignée du même genre, et d'autant plus que le pouls n'indiquait pas que la grande circulation fût plus activée. Je fis appliquer aussitôt vingt sangsues sur la partie postérieure du col, et je pansai mollement la plaie avec de la charpie sèche. — Repos absolu ; — diète sévère ; — petit lait pour toute boisson ; — pédiluve salé, le soir. En quittant le malade, je recommandai qu'on m'en donnât des nouvelles le lendemain de bonne heure. On ne revint que le 17, pour m'apprendre qu'il avait les mâchoires serrées et les jambes raides comme des barres de fer, me dit-on. Craignant dès-lors la maladie grave, à laquelle, je l'avoue, je n'avais pas songé d'abord, je me rendis sur-le-champ auprès du malade que je trouvai debout, en chemise, les jambes raides et les mâchoires serrées à ne pouvoir s'écarter que d'un pouce tout au plus. La face était vultueuse, le pouls très-plein, dur et fréquent. Mon premier soin fut de pratiquer une saignée du bras d'un kilogramme au moins, sans amener de défaillance ; je prescrivis un bain tiède aussi prolongé que possible, la diète la plus sévère et de l'eau de tilleul pour toute boisson. Les accidents augmentent pendant la nuit, malgré une abondante transpiration qui force à changer de linge sept à huit fois. Les urines sont rares.

Le lendemain 18; — raideur considérable et très-douloureuse des extrémités pelviennes seulement; — trismus laissant à peine trois lignes d'écartement; — extrémités thoraciques très-libres; — hocquet fréquent, pénible, et qui augmente chaque fois la raideur tétanique; — transpiration assez abondante, surtout à la face; — plaie nullement douloureuse et presque entièrement guérie. — Nouvelle saignée aussi forte que la première; — potion opiacée (10 centig. d'ext. thébaïq.); — frictions sèches sur le rachis; — bain chaud prolongé pendant cinq heures.

Le 19, légère amélioration; — mêmes moyens; — nuit très-pénible; — hocquet fréquent; — contractions telles que L.. peut à peine respirer; — trismus augmenté au point que le malade est forcé de recourir à un coin de bois pour tenir les mâchoires écartées et empêcher que sa langue, déjà contuse, ne soit serrée de nouveau entre les dents; — pouls presque normal.

Le 20, la récrudescence des accidents était bien propre à nous autoriser à une troisième saignée, et nous n'eussions pas balancé, peut-être, si le pouls n'eût été presque aussi calme que dans l'état de santé. D'un autre côté, les deux premières saignées n'avaient pas été suivies d'assez d'amélioration pour y revenir aussitôt. Nous crûmes devoir changer de médication, et nous donnâmes la préférence aux frictions mercurielles sur le rachis. Ce moyen, naguère recommandé, et dont on dit avoir obtenu quelques succès, pouvait, en agissant presque directement sur les nerfs rachidiens, modifier particulièrement l'état pathologique, augmenter l'action des glandes salivaires et opérer ainsi une dérivation avantageuse. Deux frictions, d'une once chacune, sont faites dans la journée ; du reste, mêmes moyens.

Le 21, même état à peu près ; — même traitement.

Le docteur Labelle voulut bien m'accompagner chez le malade, le 22. Nous le trouvâmes debout, en chemise, les pieds nus sur le sol humide de la chambre, et soutenu, les bras appuyés sur les épaules de sa mère et de sa sœur. Nous blâmâmes cette imprudence, que nous regardions comme d'autant plus dangereuse, qu'elle pouvait supprimer, pour toujours, une abondante et salutaire transpiration dans laquelle le malade se trouvait alors, et qu'il n'est pas sans exemple que le refroidissement subit des pieds, le corps étant en sueur, ait donné lieu à des phénomènes tétaniques. Nous faisons coucher L.... ; son lit est par terre ; on l'y dépose sur le dos comme une planche, avec beaucoup de douleur et très-difficilement. La tête et les talons portent le plus souvent seuls sur le sol, et la raideur générale est telle, qu'on peut le soulever comme une barre de fer en le prenant par la tête ou par les pieds. Cependant, le trismus ne semble pas augmenté, et le malade se croit, nous dit-il, un peu mieux. L'état du pouls, lent et faible, n'indiquant pas de nouvelles émissions sanguines, les mêmes moyens sont continués, et nous insistons sur les bains prolongés autant que possible. Cette fois, le bain dura six heures.

Le 23, je revis le malade seul et le trouvai à peu près dans le même état que la veille ; cependant, le pouls était plus raide et plus fréquent. Je me serais facilement décidé pour une troisième saignée, que je regardais comme inévitable, si L..... n'avait pas été dans une abondante transpiration. Je sentais la nécessité de tirer du sang, et il ne me restait que la voie des sangsues. Où les placer? La colonne rachidienne me sembla devoir être le lieu d'élection. Je recommandai en conséquence de donner un bain chaud de deux heures, pendant lesquelles on frotterait avec précaution le rachis, pour enlever la crasse des frictions et donner plus de prise à ces annélides. Quatre-vingts sont appliquées de la nuque au sacrum; soixante-quinze prennent bien et le sang coule abondamment, dans un bain de plusieurs heures. La potion opiacée est continuée, avec addition de quatre grains d'assa-fœtida, à prendre dans les vingt-quatre heures. Nous apprenons le lendemain que le malade se trouve mieux ; ne pouvant nous y transporter, nous conseillons les mêmes remèdes ; mais les frictions mercurielles sont faites sur la partie interne des cuisses et des jambes, deux fois par jour, sans salivation.

Le 25, le médecin ordinaire est de retour; nous voyons le malade ensemble. Son état est plus satisfaisant, les accès tétaniques sont plus éloignés, le trismus est moins violent, la parole plus libre; la transpiration est toujours abondante, le pouls souple, lent, et il y avait eu quelques heures de sommeil à plusieurs reprises dans la nuit. Les urines, qui avaient toujours été rares, depuis l'invasion de la maladie, coulent assez abondamment ; enfin, une forte selle a lieu pour la première fois. L....., se lassant de sa potion, qui d'ailleurs lui répugne beaucoup, nous convenons de passer l'assa-fœtida en lavement, à la dose de 4 gram. chaque fois, combiné avec autant de poudre de valériane. Les bains sont remplacés par des bains de vapeur aqueuse, le plus chaud possible, afin d'entretenir les fonctions de la peau, que nous regardions comme très-importantes dans ce cas. Ces moyens réussissent assez bien. Sous leur influence, les contractions deviennent de plus en plus rares, et le trismus diminue sensiblement.

Nous revoyons le malade le 27. Le mieux continuant, nous l'engageons à ne rien changer au traitement, et à nous donner des nouvelles dans deux jours, sauf nouveaux accidents.

Le 2 juillet, n'ayant aucune nouvelle de notre malade, et craignant qu'il n'eût succombé à quelque imprudence, nous nous transportons chez lui ; nous le trouvons debout, se promenant dans sa chambre. Tous les accidents étaient passés depuis quelques jours, et la convalescence commençait à s'établir.

Le 12 juillet, son frère vint me remercier, m'annonça que son malade était en pleine convalescence et que bientôt il pourrait reprendre ses occupations ordinaires.

Maintenant, auquel des moyens employés dans cette maladie peut-on faire honneur de la cure? Sans doute, tous y ont contribué ; mais serait-il déraisonnable de penser que l'application des sangsues sur le rachis, et les bains de vapeur, sont ceux auxquels le malade doit le plus ; le premier, en agissant directement, ou au moins le plus près possible du siége du mal ; le second, en entretenant et en augmentant même les fonctions de la peau ? Ne sait-on pas que, dans les maladies inflammatoires, quels que soient leur cause et les tissus affectés, après les émissions sanguines bien dirigées, il faut toujours entretenir, rappeler ou augmenter les fonctions des divers émonctoires de l'économie, et surtout celles de la peau, pour obtenir le plus de succès?

1829.

ANÉVRISME CONSÉCUTIF A LA SAIGNÉE DU BRAS; — OPÉRATION ; — GUÉRISON.

N° 12. M. L...., habitant les environs de Bonnétable, âgé de vingt-cinq ans, d'une assez forte constitution, sujet à des palpitations fréquentes qui annonçaient un commencement d'hypertrophie, en éprouva de si violentes, le 24 juin 1828, qu'on craignit pour sa vie. Son médecin, le docteur G...., homme fort recommandable, le saigna à la hâte pour conjurer le danger ; mais en ouvrant la veine, il piqua l'artère, s'en aperçut au jet du sang qu'il laissa cependant couler, autant qu'il le jugea nécessaire pour enrayer le désordre de la circulation, qui menaçait les jours de son client ; ensuite il la comprima, aussi méthodiquement que possible, pour arrêter l'hémorragie. Malgré l'appareil, le sang s'extravase, s'épanche et finit par former une tumeur anévrismale au pli du coude. Ce nouvel accident, beaucoup plus grave que le malade ne le pensait, effraya justement son médecin, qui m'écrivit sur-le-champ pour m'inviter à me rendre près de lui dans le plus court délai ; ce que je fis. Le lendemain, j'arrivai sur les onze heures du matin. (Il y a sept lieues de distance.)

Couché, le bras étendu sur un oreiller, et moins abattu par la douleur que par l'inquiétude trop manifeste du docteur G..., le malade avait la figure pâle ; une tristesse profonde indiquait ses craintes ; son pouls était plein et assez dur. La partie malade, mise à découvert, offrit une ecchymose qui, s'étendant depuis la moitié inférieure du bras jusqu'au poignet, entourait presque entièrement ce membre, gonflé, tendu, mais peu douloureux. Des battements isochrones à ceux du pouls se faisaient fortement sentir dans la tumeur développée au pli du coude. Le cas nous parut grave, et dès-lors nous pensâmes qu'une opération deviendrait probablement indispensable. Néanmoins, nous crûmes pouvoir différer encore, et, par mesure de sûreté, nous comprimâmes la brachiale au moyen d'un appareil convenable. Le membre fut fomenté avec une eau résolutive, et nous fîmes une saignée du côté opposé. — Diète sévère ; — repos absolu ; — eau acidulée avec le sirop de groseilles pour toute boisson Nous nous séparâmes avec l'intention de lier l'artère, si les accidents ne cessaient pas sous peu de jours.

Le lendemain 26, je reçus une lettre de mon confrère ; il m'annonçait que les accidents n'avaient pas augmenté. Le 27, une seconde lettre était plus satisfaisante encore. La nuit avait été fort tranquille ; l'engorgement local était beaucoup moindre, toute la face interne du bras pouvait être pressée sans douleur, mais la partie voisine de la piqûre offrait une circonférence de deux travers de doigts environ, dure, rénitente et peu sensible. Les battements que nous y avions observés étaient diminués des deux tiers ; et, comme la veille, ceux de la radiale fort obscurs. Le diagnostic ne pouvait être douteux ; la piqûre de l'artère était évidente. Dans l'état actuel des choses, le pronostic devenait incertain. Attendre encore paraissait raisonnable, puisque la résolution de l'avant-bras semblait marcher de pair avec la diminution des accidents. Mais était-il possible d'espérer que le caillot existant autour de la saignée fût résorbé par les seuls efforts de la nature? Devait-on espérer que la plaie de l'artère se cicatrisât? Rien n'était moins sûr. On avait donc à craindre la dégénérescence phlegmoneuse de la partie, dégénérescence dont les suites sont trop souvent fâcheuses. D'un autre côté, la compression exercée ne pouvait être maintenue long-temps sans danger, et, en la supprimant, on avait à craindre de voir l'hémorragie reparaître; alors les accidents se seraient renouvelés, et beaucoup plus graves, sans aucun doute, que de prime-abord. Ces réflexions ne laissant pas l'espoir d'obtenir la cicatrice de la plaie artérielle, il fallait donc en venir à la ligature, opération grave, difficile, et dont les suites ne sont pas toujours heureuses. Cependant, d'après une troisième lettre datée du 30, l'état du malade ne s'aggravait pas, les battements de la tumeur ne se faisaient que faiblement sentir, et celle-ci paraissait se circonscrire davantage, bien que le membre fût toujours tendu. En conséquence, nous différâmes encore dans la crainte de pratiquer une opération qui, peut-être, n'était pas inévitable. La tumeur est toujours évidente.

La compression la plus méthodique ne pouvant être maintenue long-temps sans danger, comment la supprimer? En le faisant, on s'exposait à voir l'hémorragie se renouveler, la gangrène survenir, et alors l'amputation devenait la seule ancre de salut. Toutes ces réflexions, peu rassurantes sans doute, dont je fis part dans ma réponse à mon confrère, ne lui laissèrent plus d'incertitude sur la nécessité d'une opération qu'on avait, lui disais-je, peut-être trop reculée. J'étais d'au-

tant plus fondé à tenir ce langage, qu'il y a peu d'observations de guérison radicale d'anévrisme consécutif à la saignée, sans opération; plus on retarde en pareil cas, moins le succès est certain. Une quatrième lettre, écrite même avant qu'on eût reçu ma réponse, fortifia mon opinion. « Je me fusse trouvé dans un rude em-
» barras, me disait mon confrère, si les douleurs éprou-
» vées par mon malade avaient été la conséquence d'une
» récidive d'hémorragie ; fort heureusement elles ne
» provenaient que d'un violent mouvement imprimé au
» membre, en transportant le malade d'un lit dans un
» autre. Par précaution, j'ai placé un tourniquet qu'on
» peut serrer ou lâcher au besoin; les douleurs ont un peu
» diminué après mon arrivée, mais au total nous sommes
» bien plus mal..... Je pense que le temps presse; ne
» manquez pas d'arriver demain, le plus tôt possible,
» je vous en conjure..... »

Dès le lendemain, 2 juillet, j'engageai mon confrère, le docteur Labelle, à m'accompagner ; nous étions, avant dix heures du matin, chez le malade, où nous trouvâmes le médecin ordinaire. Après un mûr examen, nous fûmes d'avis tous les trois qu'il n'y avait plus à reculer l'opération, quoique les suites en fussent douteuses. Le membre dur, tendu, ecchimosé et noirâtre dans une grande partie de son étendue, très-gonflé jusqu'à l'extrémité des doigts, était le siége de violentes douleurs. Le malade ne redoutant pas l'opération, nous disposâmes tout pour y procéder.

Un bistouri droit, une sonde cannelée, une algalie pour femme, en cas de besoin, une érigne, des aiguilles courbes, des fils cirés, de la charpie et des compresses composaient tout l'appareil.

Le malade couché avait le bras étendu sur un oreiller couvert d'un drap plié en quatre. Le tourniquet fut appliqué pour nous rendre maîtres du sang. Le membre étant assujetti par mes deux confrères, je divisai la peau de haut en bas et dans la direction de l'artère, puis le tissu cellulaire sous-cutané, en donnant à mon incision une étendue de 15 centimètres au moins, afin de n'être pas gêné pour le reste de l'opération. Une grande quantité de sang caillé et grumeleux s'échappa très facilement aussitôt après l'incision; un assez gros caillot, qui occupait la partie la plus profonde du pli du coude, fut enlevé avec précaution ainsi que le tissu cellulaire ecchimosé; l'aponévrose antibrachiale légèrement divisée de dedans en dehors laissa à découvert le tendon bicipital à l'endroit où il recouvre l'artère brachiale, la veine humérale et le nerf médian, qui, comme on le sait, marchent ensemble réunis par du tissu cellulaire. Comme il importait de s'assurer de l'endroit où l'artère était ouverte, nous desserrâmes un peu le tourniquet; un jet de sang de la grosseur d'un petit tuyau de plume de corbeau sortit aussitôt de la cubitale, à 5 mill. au plus de la bifurcation de la brachiale. A l'aide d'une dissection minutieuse, nous séparâmes l'artère de la veine et du nerf dans une étendue assez grande pour pouvoir passer deux ligatures; une sonde recourbée sur la cannelure fut passée sous la brachiale un peu au-dessus de sa bifurcation, afin de l'isoler du nerf et de la veine; cette sonde servit de conducteur à une aiguille courbe armée d'un fil ciré. Cette première ligature qui n'était que d'attente fut légèrement serrée. Ensuite nous passâmes, de nouveau, la sonde sous la cubitale, au-dessus de la lésion, c'est-à-dire, le plus près possible de son point de départ; là, fut appliquée une seconde ligature fortement serrée. Le tourniquet lâché avec précaution nous assura que nous étions maîtres du sang : on le resserra un peu pour éviter l'effort des pulsations, que déjà la ligature d'attente avait beaucoup diminuées. La plaie fut pansée comme une plaie simple, mais avec un bandage à bandelettes pour plus de facilité dans les pansements subséquents. Le bras, convenablement placé sur un oreiller garni, fut maintenu dans une douce chaleur. Le reste de la journée se passa assez bien, et le malade dormit plusieurs heures dans la nuit suivante. Le deuxième jour, nuit encore meilleure que la précédente.

Le 4, le mieux continue, à peine y a-t-il de la fièvre. On renouvelle tout le pansement. La plaie est fort belle, on en rapproche légèrement les bords en haut et en bas. Déjà le pouls se fait un peu sentir de ce côté ; l'avant-bras conserve toute sa chaleur. Le malade est fort gai et provoque lui-même l'hilarité des personnes qui l'entourent.

Du 5 au 8 inclusivement, continuation du mieux.

Le 9, mon confrère Labelle et moi nous revîmes le malade que nous trouvâmes au-delà de nos espérances. La plaie était on ne peut plus belle ; le pouls se faisait bien sentir et les pulsations de la radiale étaient isochrones à celles du côté opposé. Nous quittâmes M. L.... avec la douce persuasion de le voir bientôt guéri.

Dès le 15, les ligatures menaçaient de tomber.

Une dernière lettre s'exprimait ainsi : « Depuis votre
» dernier voyage, notre malade va toujours de mieux
» en mieux, la cicatrisation marche à grands pas ; je

» suis convaincu que nous n'avons plus rien à redou-
» ter. Quelques jours encore, et les ligatures seront
» tombées ; alors la cicatrice ne se fera pas long-temps
» attendre. Qu'on est heureux, après d'aussi vives in-
» quiétudes, d'avoir une aussi bonne récompense !....
» Comme nous l'avions pressenti, l'affection première
» (l'affection du cœur) a beaucoup diminué ; je pense
» qu'avec des soins, de la prudence et la bonne vo-
» lonté de M. L..., je serai assez heureux pour le met-
» tre à l'abri d'accidents aussi fâcheux. »

Depuis cette lettre nous ne reçûmes d'autres nouvelles que par le malade lui-même ; sa guérison ne se fit pas long-temps attendre. Maintenant il jouit de la meilleure santé, son bras est tout aussi fort et aussi libre dans ses mouvements qu'avant l'accident.

Nous avons l'occasion de voir quelquefois M. L...., qui n'éprouve presque plus de palpitations.

Juillet 1828.

HERNIE CRURALE ÉTRANGLÉE.

OPÉRATION ; — DOUBLE SAC ; — GUÉRISON.

N° 13. B.... fille, — 41 ans ; — tempérament sec et musculeux ; — régulièrement menstruée, portait, depuis six ans, une hernie crurale du côté gauche, et un scrupule mal entendu l'avait toujours empêchée de consulter un médecin. Cette hernie, qui sortait fréquemment, et souvent au moindre effort, donnait lieu à des phénomènes plus où moins graves. La malade les faisait disparaître seule, à l'aide du repos et en faisant rentrer elle-même la tumeur, mais toujours imparfaitement, de telle sorte néanmoins qu'elle ne s'était point assujettie à l'usage d'un bandage.

Le 6 juillet 1834, vers midi, étant à voir passer une revue de la garde nationale, B.... fit un léger effort pour monter un talus; la hernie sortit grosse comme la moitié d'un œuf de dinde. La tumeur détermina des coliques si violentes et des efforts de vomissements si pénibles, que la malade se crut à sa dernière heure. Rentrée chez elle à l'aide de deux bras et après plus d'un quart-d'heure de marche, elle se confessa, se fit administrer et ensuite se décida, pour la première fois, à faire appeler M. Lemercier, son médecin. Celui-ci, après avoir reconnu une hernie étranglée, employa le taxis, mais inutilement. Il recommanda le repos, prescrivit une boisson tempérante, un lavement émollient huilé, un demi bain prolongé, ensuite une forte application de sangsues autour de la tumeur, et sur les piqûres, un cataplasme, pour favoriser l'écoulement du sang.

Ce dernier moyen, employé avec persévérance toute la nuit, ne soulagea pas la malade, et n'apporta aucun changement dans la hernie. Mon confrère me fait appeler le lendemain 7 dans la matinée. Nous trouvâmes B.... couchée en supination de manière à produire le relâchement des muscles abdominaux et en proie à des coliques, à des vomissements ou efforts de vomissements tels qu'elle désespérait de son salut. Son pouls petit, concentré, sa figure pâle et grippée, son découragement surtout étaient les indices certains d'une atteinte profonde de l'inervation causée par la douleur et le sentiment d'une fin prochaine. Après avoir, autant que possible, relevé le courage de B.... en lui donnant l'espoir d'une prompte guérison, nous prescrivîmes des frictions sur la tumeur, et autour de l'arcade, avec la belladone (4 gram. d'ext. dissous dans 32 gram. d'eau), continuées sans interruption ni succès tout le reste de la journée. Le soir sur les 7 heures, même état du côté de la tumeur; mais l'abattement est beaucoup plus grand, les coliques et les vomissements plus fréquents; des matières fécales étaient rendues en grande quantité. Nous nous transportons chez notre malade mon confrère et moi, accompagnés du chirurgien major du 37me régiment de ligne, notre honorable et ancien ami le docteur Augis, qui voulut bien nous assister et nous aider de ses bons conseils. L'état de la malade s'étant beaucoup aggravé depuis le matin, nous pensâmes qu'il n'y avait plus à temporiser, et que l'opération, peut-être trop différée, à cause de la répugnance de B......, était la seule chance de salut qui restât à l'infortunée. Il était neuf heures du soir. Après avoir disposé convenablement l'appareil, et mis la malade sur un lit garni, nous procédâmes à l'opération de la manière suivante : placé au côté droit de la patiente et la main armée d'un bistouri convexe sur le tranchant, je fis perpendiculairement à l'arcade une incision de 12 centimètres à peu près, à l'aide de laquelle je pus mettre la tumeur à découvert. Le sac, incisé avec les précautions nécessaires en pareil cas, fournit au moins soixante gram. de sérosité limpide qui s'échappa avec jet. Ce sac largement fendu laissa à nu une tumeur dure, du volume de la moitié d'un œuf, sur laquelle reposait et adhérait une masse charnue, noirâtre, grosse comme une noix, aplatie et de consistance putrilagineuse ; à côté gisait une hydatide transparente, offrant l'aspect d'un grain de raisin. Notre première idée fut que cette masse charnue était une portion de l'épiploon altéré qui, ayant perdu d'ailleurs droit de domicile, devait être détachée, ainsi que l'hydatide, de la surface péritonéale, de l'anse de l'intestin étranglé. Avant de chercher à débrider, je disséquai *minutieusement*, dans la crainte de léser les parties sous-jacentes auxquelles ces corps adhéraient. L'hydatide fut d'abord enlevée très-facilement, mais en continuant de disséquer pour détacher la tumeur dont j'ai parlé, un jet de liquide qui s'échappa avec force, nous fit croire à l'instant à la lésion de l'intestin ; accident grave, et qui, comme on le sait, compromet la vie du sujet ou l'expose à une infirmité dégoûtante, souvent incurable. Revenus de notre surprise, et considérant avec attention la couleur limpide du liquide et le pertuis par lequel il s'était échappé, nous restâmes convaincus qu'un double sac, ou plutôt le véritable sac, à parois beaucoup plus épaisses que celles du premier, avait été ouvert. Après l'avoir fendu largement comme le premier, j'enlevai, avec des ciseaux, les lambeaux membraneux des deux sacs. Pour cette fois, l'intestin bien à découvert formait une tumeur du volume d'un œuf de pigeon, dure, rénitente et tellement étranglée, que j'éprouvai les plus grandes difficultés à passer la sonde sous l'arcade, le plus près possible de son attache au pubis, endroit, comme on le sait, le plus favorable au débridement. Parvenu à ce temps de l'opération, il ne s'agissait plus que de débrider, ce qui nous semblait d'autant plus dangereux et difficile, que la direction des vaisseaux qui rampent sous l'arcade n'est jamais constante, et que dans le cas de hernie étranglée, les rapports en sont toujours changés. « Si le bistouri est porté trop haut et en dehors, dit Boyer, on court grand risque de blesser l'artère épigastrique; si l'on incise directement en haut, ou même en haut et en dedans, on peut couper le cordon spermatique chez l'homme, et le ligament rond chez la femme. On peut éviter, dit-il plus bas, de blesser les artères épigastrique et spermatique, en incisant le ligament de Gimbernat le plus près possible de son attache au pubis; mais, continue-t-il, l'espace à parcourir est si court qu'on s'expose toujours en incisant. »

Pour obvier à cet inconvénient et éviter le danger, je pensai à déchirer le ligament plutôt qu'à l'inciser.

Afin d'y parvenir, je glissai dans la cannelure de la sonde, introduite sous l'arcade, le bouton d'un bistouri, à lame recourbée, étroite et peu tranchante ; au lieu d'inciser comme on le recommande, je me bornai à user avec le tranchant de l'instrument le bord du ligament, dont les fibres très-tendues furent promptement assez déchirées pour permettre la réduction, qui se fit avec la plus grande facilité. A l'instant où rentra l'intestin, il sortit à peu près un verre de sérosité aussi limpide que la première fois, et qui venait indubitablement de la cavité péritonéale. Dès-lors tous les accidents cessèrent : un pansement simple et légèrement compressif fut fait, et la malade convenablement placée dans son lit. Un demi lavement composé de 16 grammes de miel de mercuriale et d'eau commune, donné demi-heure après l'opération, fit rendre quelques matières fécales bilieuses, et rétablit les fonctions intestinales ; ensuite B...... put prendre quelques tasses d'eau sucrée sans vomir, et la nuit fut on ne peut plus calme.

Le 8, 6 heures du matin, état très-satisfaisant. Le pouls est bien relevé, l'opérée ne ressent aucune douleur ; elle a faim et mangerait si on le lui permettait. Le pansement n'est point fait ; on permet un peu d'eau de groseille à petites doses. Le 9, même état : l'appareil est un peu humide ; comme il fait chaud on panse la malade, la plaie n'offre rien de particulier ; — même régime.

Le 10, — même état, mêmes moyens.

Du 12 au 15, continuation du mieux : on permet du bouillon coupé et quelques légers potages. Marche rapide de la cicatrice qui est complète vers la mi-août, sans qu'aucun accident ait entravé la marche de la maladie.

Réflexions. — Les hernies étranglées sont, sans contredit, rangées parmi les affections chirurgicales les plus graves, et celles qui réclament les secours les plus prompts. Tous les médecins savent que ces maladies ne sont jamais parfaitement identiques ; que lorsqu'elles résistent aux moyens rationnels employés pour faire rentrer la tumeur, la seule chance de salut qui reste est l'opération, et ce dernier moyen réussit d'autant plus sûrement qu'il est employé plus tôt. En effet, combien de fois n'a-t-on pas eu à déplorer la perte d'individus qui ont succombé à cette opération, faite trop tard, quoique bien indiquée et méthodiquement exécutée, et qui, si l'on eût moins temporisé, auraient probablement été sauvés ?

On s'accorde à attribuer à Pierre Franco, chirurgien français, qui existait au XVIe siècle, l'invention de cette grave opération, comme moyen curatif de la hernie étranglée. Contemporain du célèbre Ambroise Paré, c'est lui qui le premier osa porter l'instrument tranchant sur ces sortes de tumeurs, avant que la gangrène s'en fût emparée. Jusqu'à lui, les infortunés atteints de hernies étranglées étaient voués à une mort certaine, si l'on ne parvenait à les réduire par le taxis, par la position ou par tous les arcanes mis en usage du temps d'Ambroise Paré, et dont on trouve une assez longue énumération dans ses œuvres, à l'article hernie. Cette opération, qui a subi une foule de modifications quant aux principes généraux depuis Franco jusqu'à nos jours, en éprouve encore aujourd'hui de nombreuses, relatives à la nature de la maladie, qui varie presque autant de fois qu'elle se présente. Il n'est pas un praticien qui ne soit convaincu par sa propre expérience, que toutes hernies qu'il a vu opérer, ou qu'il a opérées lui-même, n'ont jamais présenté les mêmes phénomènes, ni les mêmes difficultés. Aussi est-on forcé, presque chaque fois, d'apporter des modifications aux procédés qu'on adopte de préférence. C'est le cas où nous nous sommes trouvés, mes honorables confrères et moi, chez la malade qui fait le sujet de cette observation.

Portant, depuis 6 ans, une hernie crurale qui n'avait jamais été maintenue, B.... fut souvent exposée aux dangers d'un étranglement. La nature de sa hernie, qui sortait au moindre effort, et ne rentrait jamais qu'imparfaitement d'après son aveu, rend très-bien compte de cette disposition à de fréquents accidents; aussi le dernier arriva-t-il au moindre effort et l'étranglement subit fut tel que l'infortunée, en proie à de cruelles douleurs, ne se rendit chez elle qu'avec la plus grande peine. La marche n'a pas peu contribué non plus à aggraver son état. Son médecin aussitôt appelé, emploie les moyens les plus rationnels pour en opérer la réduction. La journée passée en essais infructueux, et l'état de la malade qui peut succomber, si l'on temporise encore, nous décident en faveur de l'opération, qui présenta des difficultés non prévues et relatées dans le cours de cette observation. Certes, aussitôt que nous avons eu divisé la peau, mis la tumeur à nu, et ouvert le premier sac, nous étions bien en droit de penser que l'opération tirait à sa fin, et qu'il ne s'agissait plus que de débrider pour faire rentrer la masse sortie, ce que nous eussions sans doute fait, si nous n'eussions été arrêtés par la présence d'une petite hydatide, et surtout par la masse charnue noirâtre que nous prîmes pour une portion de l'épiploon. Car, bien convaincus d'avoir ouvert le véritable sac, nous aurions tout-à-coup débridé, pour faire rentrer l'intestin, si nous n'eussions regardé, comme indispensable au succès de l'opération, l'excision de l'hydatide et de la tumeur dont nous venons de parler. Alors que serait-il arrivé ? Certes les accidents de l'étranglement n'auraient pas cessé. Persuadés d'ailleurs que le sac avait été ouvert, et son collet incisé en débridant, jamais nous n'eussions pensé à attribuer à celui-ci la persistance des accidents, bien convaincus que l'intestin était rentré, et nous fussions restés tranquilles spectateurs d'accidents sans doute mortels, ayant pour nous la conscience que l'opération avait été bien et complètement faite. Nous le demandons à tous les praticiens, aurait-on pu nous blâmer d'avoir agi ainsi? Personne assurément n'eût pensé à un double sac disposé comme celui-là. On sait que quelquefois on a rencontré des hernies à double et même à triple sac. Mais ils étaient placés l'un à côté de l'autre, ce qui leur a fait donner le nom de multilobulaires, et Monro parle même d'une hernie dans laquelle il rencontra quatre de ces sacs ainsi disposés, et qu'il fallut ouvrir successivement avant de faire rentrer l'intestin (Dict. des sciences méd. art. Her.). Mais je ne sache pas qu'on ait rapporté des exemples de sac secondaire enveloppé dans le premier à la manière, pour ainsi dire, de l'amnios par rapport au chorion qui s'en trouve quelquefois séparé par une plus ou moins grande quantité de liquide, que les accoucheurs sont convenus d'appeler fausses-eaux, quand ce liquide s'écoule avant la rupture de la membrane fœtale.

Dans le cas qui nous occupe, il y avait, sans contredit, deux sacs bien distincts: le dernier ouvert, formé par le péritoine, et sur lequel nous avons rencontré l'hydatide et la tumeur dont nous avons parlé, renfermait directement l'intestin, tandis que celui qui se présenta le premier n'était qu'un faux sac de formation secondaire, une espèce de kyste dont l'ouverture fournit une assez grande quantité de liquide, pour en imposer et faire commettre une grave erreur, si l'on s'en fût tenu là.

Juillet 1834.

ERREUR DE DIAGNOSTIC.

HERMIE ÉTRANGLÉE ; — MORT ; — AUTOPSIE.

N° 14. R...., fille âgée de 63 ans, domestique, d'une taille au-dessus de la moyenne, douée d'une forte constitution, avait joui toute sa vie d'une santé robuste, et passé l'âge du retour sans autres accidents que ceux qui sont communs à la plupart des femmes à cette époque de leur vie. A 50 ans elle en était quitte.

Vers sa 57e année, R.... s'aperçut que ses digestions se faisaient moins bien, et qu'elle éprouvait de l'oppression après le repas. Ses gardes-robes étaient quelquefois difficiles.

A la suite d'un coup dans l'angle d'une table, qui lui causa une vive douleur à l'aine droite, elle s'aperçut d'une petite tumeur développée vers le lieu frappé. Cette tumeur avait progressivement augmenté depuis son apparition sans causer de souffrance. Ses occupations n'en furent point troublées.

Le 15 décembre 1836, R.... éprouve des coliques assez violentes repondant au nombril, et qui lui semblaient se propager vers la tumeur de l'aine droite. Quelques vomissements et du hoquet accompagnaient ces coliques. Après huit jours d'angoisses, la malade me fait appeler (le 17 au matin). Je la trouvai dans l'état suivant : coucher en supination ; traits altérés ;

teint très-pâle ; pouls petit, serré ; vomissements fréquents, accompagnés de hoquet et de coliques violentes qui correspondaient du nombril à la tumeur que j'explorai avec beaucoup de soin.

Le commémoratif, les vomissements, le hoquet, les coliques, la position de la tumeur, son volume qui égalait celui d'un œuf ordinaire, sa forme alongée ; sa direction, son élasticité me firent diagnostiquer une entéro-épiplocèle crurale étranglée ; — tentatives de réduction infructueuses; — sangsues;— cataplasmes; — saignée du bras ; — bain ; — lavement purgatif ; — frictions avec l'extrait de belladone, tels furent les moyens mis en usage pendant deux jours sans amélioration.

Le 18, craignant la gangrène, je ne crus plus devoir temporiser, et me décidai à opérer le plus promptement possible.

Ne pouvant me charger seul d'une semblable opération, voulant d'ailleurs m'entourer de plus de lumières, j'appelai un jeune confrère instruit, auquel j'avais déjà parlé de ma malade. Désirant opérer aussitôt, je le priai de vouloir bien m'assister, si toutefois il pensait comme moi que le cas fût pressant.

Mon confrère examina la tumeur avec beaucoup d'attention, ne reconnut point de hernie et assura, avec la fermeté d'un homme profondément convaincu, qu'il n'y avait autre chose qu'une glande engorgée ; que tous les phénomènes présentés par la maladie n'étaient pour lui que les symptômes d'un état pathologique de l'estomac qu'il croyait atteint d'une *ulcère cancéreux*, d'après la nature des vomissements. Je ne pus partager son avis en réfléchissant aux accidents qui avaient paru tout-à-coup, et sans avoir été précédés d'aucun phénomène morbide grave ; ce qui n'aurait pas eu lieu si l'estomac eût été le siége d'un cancer. La malade avait bien depuis quelque temps des digestions lentes, souvent accompagnées de pesanteur dans le ventre, avec un peu d'oppression après le repas. Néanmoins la conviction profonde de mon confrère laissa du doute dans mon esprit, et je consentis, d'après ses instances, à ajourner l'opération. — Il fut convenu que la malade serait plongée de nouveau dans un demi-bain, que les boissons aqueuses et l'eau de poulet seraient continuées, plus un lavement de son miellé.

La journée du 18, les vomissements, le hoquet n'ont pas discontinué et les matières vomies avaient l'aspect d'un détritus jaunâtre, tirant sur le noir et sans odeur. Cet état d'angoisse a duré toute la nuit.

Le 13, même état que la veille. Les urines, qui coulaient peu depuis les accidents, avaient entièrement cessé. Le ventre était tendu, balloné. On y remarquait çà et là, dans la région hépatique, quelques duretés que je considérai comme dues à l'accumulation de gaz dans l'intestin. Comme le ventre était moins douloureux, que les coliques se faisaient moins sentir, mon confrère attribua ce changement à la désorganisation des viscères qui concourent aux fonctions digestives, conservant toujours la pensée qu'il n'y avait point de hernie. Le défaut de sécrétion urinaire était pour lui le résultat d'un état pathologique des reins, qui, s'ils n'étaient pas le point de départ des phénomènes observés, étaient au moins le siége d'une irritation qui en troublait les fonctions. Sa conviction paraissait si profonde que, je l'avoue, je crus m'être trompé, et je me félicitais d'avoir ajourné une opération qui devenait au moins inutile sinon dangereuse. — Une application de sangsues fut arrêtée, mais nous balançâmes sur le lieu d'élection, entre les régions rénales ou l'anus. Quinze furent appliquées autour du sphincter, et l'on mit la malade dans un demi-bain; l'amélioration fut peu sensible, cependant le hoquet et les vomissements diminuèrent de fréquence.

Le 20 et 21, même état, même moyens, plus un verre d'eau de Sedlitz qui ne put passer. La tumeur ne faisant plus souffrir et le ventre restant tendu et très douloureux, mon confrère s'étaya d'une foule de cas semblables qu'il avait constatés à l'autopsie dans les hôpitaux pendant ses études, et fut encore plus confiant dans son diagnostic, auquel j'avais eu la faiblesse de me rendre. Nous restons avec l'idée que le pylore, le duodenum et peut-être le foie étaient le siége de la maladie; qu'alors elle était chronique. Il ne restait d'autres moyens que les palliatifs. Mon collègue proposa l'application d'un vésicatoire sur le ventre, pansé avec la morphine. Je ne partageai pas cet avis, même dans la supposition d'une lésion chronique. La malade, au plus mal, ne pouvant rien passer, et les vomissements ayant cessé presque tout-à-coup, expira sur les huit heures du matin.

Autopsie, obtenue avec beaucoup de difficulté, quinze heures après la mort.

Raideur cadavérique; — corps froid; — formes athlétiques. Comme il était important de constater la nature de la tumeur que j'avais considérée comme une hernie, et par conséquent comme le point de départ de tous les phénomènes qui avaient eu lieu, nous procédâmes en commençant par ouvrir cette tumeur avec toute l'attention possible. Nous y mîmes d'autant plus de précaution que la conviction de notre confrère était plus grande. Notre premier soin fut de fendre la tumeur dans le sens de sa longueur. A peine la peau fut-elle incisée, que nous reconnûmes la hernie. Le sac ouvert, nous découvrîmes une énorme masse d'épiploon. Nous la déplissâmes avec précaution, et nous trouvâmes à son centre une anse de l'intestin grêle sphacellé, grosse comme une noix ordinaire et fortement étranglée. En débridant un peu, je fis rentrer facilement l'intestin.

Cette observation prouve, de la manière la plus évidente, combien une erreur de diagnostic peut être fatale au malade, et combien le médecin doit être profondément affligé quand il reconnaît son erreur.

N'ayant obtenu l'autopsie que sur la promesse formelle de n'ouvrir que la tumeur, nous n'avons pu, à notre grand regret, nous assurer jusqu'où la gangrène s'étendait. Mais nous n'en sommes pas moins restés convaincus que la malade avait succombé à l'étranglement, à la gangrène, et à l'épanchement, et que tous les accidents n'avaient pas eu d'autre cause.

Décembre 1836.

III. OBSTÉTRIQUE.

HÉMORRAGIE UTÉRINE DÉTERMINÉE PAR UNE CHUTE, A HUIT MOIS DE GESTATION ; — ACCOUCHEMENT ; — MORT ; — AUTOPSIE.

N° 15. T..., âgée de 28 ans, assez fortement constituée, primipare, femme d'un militaire dont le régiment était en garnison à Caen, avait éprouvé, pendant le cours de sa grossesse, plusieurs mauvais traitements de la part de son mari.

Elle le quitta, vers les derniers jours de janvier 1826, pour revenir au Mans, dans sa famille. Encore toute souffrante des sévices de son époux, elle monta sur la voiture très chargée d'un roulier, où elle éprouva beaucoup de cahotements jusqu'à son arrivée. Onze jours après (15 février), elle se livra à quelques excès de table et de boisson, dans un mesquin dîner de famille, donné à l'occasion de son retour et dont elle sortit assez tard. En se retirant, elle fit une chute dans un escalier de pierre ; la secousse fut violente, la région lombaire avait fortement porté. T... ne s'en rendit pas moins à son domicile, mais avec difficulté et sans parler de son accident. Fatiguée de son dîner et souffrante de sa chute, elle se coucha. Trois heures s'étaient à peine écoulées (vers minuit), que des coliques violentes se firent ressentir dans les reins et le bas-ventre; elles furent promptement suivies d'une perte considérable. L'infortunée, qui avait jusque-là caché aux siens les mauvais traitements de son mari, leur en fit part en avouant la chute qu'elle avait faite.

Une sage-femme appelée chercha à terminer l'accouchement. Après plusieurs tentatives plus nuisibles qu'utiles, pour dilater le col utérin, elle abandonna la pauvre malade, dont la perte ne s'arrêta que trois jours après; probablement par la formation d'un caillot qui remplissait le col de l'utérus et le vagin. Cette femme avait perdu beaucoup de sang; sa grande faiblesse donna des craintes aux parents qui appelèrent un médecin. Celui-ci ne pratiqua pas le toucher, sans doute dans la crainte de renouveler l'hémorragie; il se borna à prescrire le repos le plus absolu, des boissons froides et acidulées, un peu de vin, du bouillon pour ranimer les forces épuisées, et, ne pouvant se charger de l'accouchement, il plaça une autre sage-femme auprès de la patiente. Quatre jours se passèrent sans que le sang reparût; mais la faiblesse était telle qu'on craignit de remuer l'infortunée pour changer son linge.

Le cinquième jour, le travail recommence, l'hémorragie se renouvelle avec abondance et cette femme va succomber, si l'on ne vient à son secours. Les douleurs sont fortes, la matrice se contracte violemment, et à chaque contraction le sang sort à flots. Effrayée et n'osant prendre sur elle une semblable responsabilité, la sage-femme me fait appeler; je courus en toute hâte; il était dix heures du soir, la neige tombait abondamment. Je trouvai la pauvre malade pâle et presque exsangue, son pouls filiforme était d'une lenteur extrême ; il n'y avait pas de temps à perdre. L'index de la main droite introduit dans le vagin, le trouva rempli de quelques caillots mous dont je le débarassai ; le col dilaté, présentant à peu près la circonférence d'une pièce de 5 francs, était assez souple, mais obstrué par une masse spongieuse que je reconnus être le placenta. Le sang coulait toujours. Terminer l'accouchement, au risque de voir succomber la femme pendant l'opération, me parut ce qu'il y avait de mieux à faire, à moins de laisser la mère, et l'enfant s'il vivait encore, voués à une mort certaine et qui ne pouvait être éloignée. Sans désemparer, je dilatai le col avec les précautions recommandées en semblables circonstances ; je soulevai le placenta pour me frayer un passage, portai la main de champ dans l'utérus (depuis plusieurs jours les membranes étaient rompues, et les eaux entièrement écoulées), et rencontrai la tête près de s'engager au détroit supérieur. Loin d'en favoriser la descente dans l'excavation pour abandonner ensuite l'accouchement à la nature, ce qui dans le cas eût été une faute impardonnable, je refoulai la tête pour aller saisir les pieds ; je les amenai, en me hâtant lentement, pour terminer en première position (B...). L'enfant donnant à peine quelques signes de vie, succomba après plus d'une heure de soins. Dès que la matrice fut débarrassée du fœtus, elle se rétracta sous l'influence de frictions méthodiquement faites par la sage-femme, et, une heure après, les secondines furent expulsées par les seules contractions utérines. Le sang ne reparut plus, le pouls se releva, la malade reprit sa connaissance et nous eûmes l'espoir de la rendre à la santé.

Je ne la quittai qu'à deux heures du matin, et après avoir tracé, à la sage-femme, la conduite à tenir en cas de nouveaux accidents. Heureux du succès obtenu, je rentrai chez moi, ayant la douce espérance de voir se rétablir, avec des soins assidus, cette infortunée qui avait été si près de la mort. Mais une heure s'est à peine écoulée depuis mon absence, que la perte recommence, accompagnée d'efforts de vomissements. On vient me chercher, j'arrive, l'infortunée expirait !....

Autopsie, 20 heures apres la mort. Taille ordinaire ; — cadavre régulier ; — formes potelées ; — bassin bien conformé.

Tête, poitrine, — point ouvertes.

Bas-ventre. — Tous les viscères contenus dans cette cavité étaient dans l'état normal ; l'estomac était rempli d'aliments peu changés de nature. La matrice bien rétractée offrait, à peu près, le volume d'un gros œuf d'oie. Fendue dans sa longueur, sa cavité n'offrit rien de particulier ; sa muqueuse était régulièrement plissée, un peu rouge lie de vin et présentant à droite, et près de son orifice, les traces bien sensibles de l'implantation du placenta, dont une portion de la circonférence s'était projetée jusque sur le col utérin Le vagin, fendu à son tour, nous offrit une large ecchymose vers sa paroi latérale gauche, résultat, sans aucun doute, des tentatives faites par la sage-femme.

Réflexions. — De tous les accidents qui surviennent pendant la grossesse ou l'accouchement, l'hémorragie utérine est sans contredit le plus grave. Lorsque cet accident arrive dans le cours de la gestation, il détermine presque toujours l'avortement. Le plus souvent aussi, le produit de la conception succombe avant de naître, et la mort est d'autant plus certaine que l'enfant est plus éloigné de son terme.

Les causes de l'hémorragie utérine sont trop connues et trop nombreuses, pour que nous les rappelions ici. Nous dirons seulement qu'une impression morale vive, un coup, une chute ou un effort suffisent pour opérer le détachement du placenta, et déterminer une perte interne d'autant plus à redouter qu'on s'en aperçoit plus tard. Le plus ordinairement la perte a lieu, lorsque le placenta est fixé sur le col ou ses environs, par les progrès du développement de la matrice. C'est presque toujours, comme on le sait, du cinquième au sixième mois qu'elle se manifeste, et il n'est pas sans exemple que ces hémorragies se soient renouvelées jusqu'au terme de la grossesse. Les suites en sont très graves. Ici, cet accident a évidemment été le résultat d'une cause externe. Maltraitée par son mari, cette malheureuse se rend dans sa famille pour y faire ses couches plus en sécurité. Un peu prise de vin, elle fait une chute violente dans un escalier de pierre, ses reins portent fortement, sa douleur est vive et, peu de temps après son arrivée chez sa mère, le travail commence; le sang coule avec abondance et la sage-femme appelée cherche à terminer l'accouchement; celle-ci échoue, et ses efforts, pour dilater le col, ne peuvent avoir d'autres résultats que de rompre davantage les adhérences du placenta et activer la perte. Cette matrone fait ensuite la faute grave d'abandonner la malade dont la perte continue encore pendant trois jours. La formation d'un caillot qui, sans aucun doute, faisait office de tampon sur le col, et probablement aussi la rupture des membranes dont les eaux étaient écoulées, suffisent pour expliquer, je pense, la suspension de l'hémorragie pendant six jours. Comment la mère et l'enfant n'ont-ils pas succombé avant cet espace de temps?... Enfin, les forces se sont relevées, la matrice a repris un peu d'énergie, elle s'est de nouveau contractée; le caillot ayant peut-être subi un commencement de putréfaction, a été expulsé, et l'hémorragie s'est renouvelée. Arrivé à temps, je délivre la femme aussi heureusement qu'il était possible de l'espérer; la matrice se rétracte bien, le sang ne donne plus. Le pouls se relève, et la malade bien qu'extrêmement faible reprend ses sens. Elle se croit hors de danger. De mon côté, en la quittant plus de trois heures après sa délivrance, j'avais la même pensée, et je suis encore à m'expliquer la cause de la dernière perte qui l'a si promptement enlevée; car elle n'avait pris, m'assura-t-on, qu'une tasse d'infusion légère de tilleul orangé. Lui avait-on, au contraire, *pour la fortifier*, donné du vin, ce remède suprême selon la classe indigente? ou l'idée de sa position, le souvenir des mauvais traitements de son mari qu'elle sera forcée de rejoindre, enfin les regrets de la perte de son enfant, peuvent-ils être considérés comme cause de cette dernière hémorragie?

Mars 1826.

PRÉSENTATION DE L'ÉPAULE ; — ÉCOULEMENT DES EAUX DEPUIS LONG-TEMPS ; — FAUSSES MANOEUVRES ; — HÉMORRAGIE INTERNE, SIX HEURES APRÈS LA DÉLIVRANCE ; — MORT.

N° 16. Mme F..., fermière de la commune de la Milesse (deux lieues du Mans), âgée de 25 ans, primipare et à terme, éprouve les premières douleurs de l'enfantement vers le milieu de la nuit du 4 au 5 février 1827. Après quelques heures de souffrances, les membranes se rompent, et les eaux s'écoulent en grande quantité. Le mari, insouciant jusqu'alors, eut aussitôt recours à la sage-femme, qui, à son arrivée, toucha la malade et rencontra une main descendue dans le vagin. De nombreuses et fatigantes investigations ne purent lui faire apprécier ni la présentation ni la position ; elle n'en chercha pas moins à terminer seule cet accouchement, bien qu'il présentât d'assez grandes difficultés. De fausses manœuvres, conséquence inévitable de l'ignorance de la position, tourmentent la malade et désespèrent la sage-femme qui, après plusieurs heures d'essais infructueux, se décide, ou plutôt consent à me faire appeler. Ayant deux lieues à faire, je ne pus arriver que sur les quatre heures de l'après-midi. Après avoir pris tous les renseignements nécessaires auprès de la sage-femme, je touchai et reconnus la présentation de l'épaule droite en position *cephalo-*

iliaque gauche, avec sortie du bras contourné en sens opposé de la position. Les eaux s'étaient écoulées depuis plus de dix heures, je trouvai les parties externes de la génération brûlantes, sèches et douloureuses ; les forces de la mère étaient épuisées et les douleurs continuaient presque sans intermittence ; il n'y avait point encore eu d'accident, mais il pouvait en survenir ; temporiser ne me semblait pas rationnel ; la vulve étant irritée et gonflée, l'introduction de la main devenait impossible, sans causer des souffrances insupportables. Il fallut y renoncer au moins pour quelque temps.

La femme fut plongée dans un demi-bain émollient papavéracé, pendant une bonne heure ; elle y dormit, sans interruption, d'un sommeil profond. Ensuite les douleurs se réveillèrent avec une telle violence, qu'il ne fut plus possible de la laisser davantage dans l'eau. Elle fut placée sur un lit convenablement disposé ; je fixe un lac au poignet sorti, et le confie à la sage-femme. Ma main droite en supination, longe le bras sorti jusqu'à l'aisselle, et, après avoir inutilement cherché à refouler l'épaule à gauche de la mère, je pénétrai en dessous en parcourant la face antérieure de l'enfant et je saisis les pieds profondément situés dans la fosse iliaque droite. De très-grandes difficultés prolongèrent cette manœuvre. La première, provenait de l'écoulement total des eaux, qui permettait à l'utérus de se contracter fortement sur l'enfant, et rendait ainsi le passage de la main tellement difficile, que je craignis de ne pouvoir arriver ; la seconde, tenait à la présence du bras gauche replié sur la poitrine, et qui venait constamment se placer sous mes doigts ; la troisième enfin, était due à l'impossibilité de refouler l'extrémité céphalique vers la fosse iliaque gauche, à l'aide de mon autre main, placée sur l'abdomen de la mère, et d'imprimer à l'enfant un quart de rotation sur lui-même, en élevant le dos au-dessus du pubis pour arriver plus facilement aux pieds. Je ne pus dégager que le gauche qui me servit de guide pour aller à la recherche du second, que j'eus beaucoup de peine à saisir. Tous mes efforts échouèrent pour terminer en deuxième des pieds. Le reste de la manœuvre n'offrit d'autre particularité que celle de la sortie des secondines; elles suivirent l'enfant qui vint asphyxié, couvert çà et là de quelques légères contusions. Nous le rappelâmes à la vie après 15 à 20 minutes de soins. Des frictions faites sur le ventre de la mère favorisèrent la rétraction de l'utérus, et la malade, aussi bien que possible, après un si terrible assaut, fut replacée dans son lit. Je partis une heure après la délivrance, et laissai l'accouchée dans l'état le plus satisfaisant. Le sang coulait comme après un accouchement ordinaire; la matrice était bien revenue sur elle-même, et le ventre, sans douleur, était souple et point tendu. Avant de m'absenter, je recommandai à la sage-femme de ne pas abandonner sa malade, et surtout pendant la nuit. Mais à peine étais-je sorti que cette sage-femme se retira, promettant toutefois de revenir passer la nuit auprès de l'infortunée, qui s'alarma de ce départ. Vers le milieu de la nuit, Mme F... se sentit faiblir. La pâleur de son visage couvert de sueurs froides, le volume de son ventre qui avait augmenté presque subitement, les syncopes, enfin l'absence du pouls, jettent l'alarme dans la maison; on court chez la sage-femme qui m'envoie un exprès, je le suis à la hâte; mais je ne pus arriver que pour voir cette pauvre mère succomber à une hémorragie interne à laquelle je n'eus pas le temps de rien opposer. Je n'ai pu, malgré mes instances, obtenir l'autopsie.

Réflexions. — De toutes les présentations que peut offrir le produit de la conception, les plus dangereuses pour lui et pour la mère, sont sans contredit celle de l'une ou l'autre épaule, compliquée de la sortie du bras, les eaux étant écoulées depuis long-temps, surtout quand les parties de la mère ont été irritées par d'inutiles, sinon dangereuses, manœuvres. Autant il est facile, pour un accoucheur habile, d'opérer une version, dans le cas de présentation de l'épaule compliquée même de la sortie du bras, ce qui change fort peu la manœuvre, lorsque ce praticien arrive au commencement du travail, et qu'il le dirige lui-même, autant il lui est difficile de réussir sans danger, quand les eaux sont écoulées depuis long-temps. En effet, les manœuvres précédentes, ont irrité les parties et fatigué la mère, et le membre sorti, déjà boursouflé et étranglé par le gonflement de la vulve, s'oppose à l'introduction de la main. Comme c'est presque toujours dans les campagnes que ces accouchements se présentent, et qu'ils sont confiés à des matrones ignorantes qui ne se doutent pas du danger, il arrive qu'elles demandent du secours beaucoup trop tard ; si le chirurgien appelé n'a pas assez d'expérience, l'enfant et quelquefois la mère succombent pendant ou après le travail. D'un autre côté, n'est-ce pas dans ces cas graves et difficiles, que le chirurgien se trouve exposé à commettre malgré lui des fautes qui viennent des obstacles qu'il rencontre, et de l'incertitude de la vie de l'enfant ; du danger que court la mère, qu'il craint de voir succomber aux douleurs d'une manœuvre que souvent son peu d'expérience lui présente comme impossible sans une ou plusieurs mutilations, quand il croit agir sur un être privé de la vie? Mutilations inutiles et blâmables sans doute; mais que nous n'oserions jamais considérer, dans l'espèce, comme un crime à punir; car, dans une telle occurrence, la conduite de l'accoucheur ne peut être dictée que dans l'intérêt d'une mère de famille. Sans notre expérience, tel pouvait être alors, pour nous-même, le cas qui fait le sujet de cette observation. Une femme primipare est surprise par les douleurs de l'enfantement, les membranes se rompent presque aussitôt; la sage-femme arrive quelques heures après, touche la malade et rencontre une main dans le vagin. Sans bien apprécier la position, elle cherche à faire rentrer cette main et veut opérer la version; mais elle y renonce après de longues tentatives, dangereuses pour l'enfant, douloureuses pour la mère et fatigantes pour elle-même. Appelé trop long-temps après, je reconnais une première position de l'épaule droite (céphalo-iliaque gauche), les membranes sont rompues depuis près de dix heures, et les eaux entièrement écoulées depuis on ne sait combien de temps. La femme est épuisée de fatigues et de souffrances, le pouls est faible; la vulve est enflammée et douloureuse au point de ne plus permettre l'introduction de la main. Pouvais-je, les choses étant ainsi, espérer que la matrice se débarrasserait seule par une évolution spontanée, comme on en rapporte quelques exemples? Fallait-il, au contraire, faire aussitôt de nouvelles tentatives! Quelle pouvait en être l'issue? Le col et la matrice violemment irrités se seraient-ils laissé pénétrer par une main exploratrice, surtout étant constrictés depuis si long-temps, et l'enfant partout pressé comme une main couverte d'un gant mouillé? Telles étaient nos réflexions; cependant notre inquiétude augmentait à chaque minute; des accidents, tels qu'une hémorragie ou desconvulsions pouvaient survenir; le bras déjà tuméfié ne devait qu'augmenter encore et apporter un nouvel obstacle; l'enfant et la mère pouvaient succomber, celle-ci à la douleur, et celui-là à la violente compression exercée sur lui. Il fallait donc se décider à agir, après avoir toutefois *consolé* les parties contuses par un demi-bain assez prolongé. Enfin, après une longue et pénible manœuvre où je n'avançais, pour ainsi dire, que *ligne par ligne*, j'amenai un enfant asphyxié que je rappelai à la vie; la mère très-affaiblie est placée dans un nouveau lit, après sa délivrance; aucun accident ne se manifeste; les lochies coulent comme après un accouchement simple; la matrice est bien revenue sur elle-même, tout fait espérer que les suites de couches seront heureuses, si une métro-péritonite ne vient pas compliquer l'état de la malade. Car, nous le confessons, tout en croyant à la possibilité d'une hémorragie, nous étions loin de penser qu'elle eût des suites aussi fâcheuses, ayant confié la nouvelle accouchée aux soins d'une sage-femme intelligente et intéressée à ne pas l'abandonner aussi tôt qu'elle l'a fait.

La matrice étant bien revenue sur elle-même lorsque je quittai, la femme étant d'ailleurs dans l'état le plus satisfaisant, qu'elle a donc pu être la cause d'une hémorragie aussi foudroyante? La malade, comme cela se pratique souvent dans les campagnes, avait-elle pris quelque boisson chaude et stimulante pour *se fortifier?* avait-elle éprouvé quelque émotion, ou enfin la matrice était-elle tombée dans l'inertie? Comme rien n'a pu m'éclairer sur la cause d'un accident aussi grave, je laisse aux praticiens à faire des conjectures, en recommandant à mes jeunes confrères de ne jamais quitter de loin une femme nouvellement accouchée, surtout après des manœuvres aussi pénibles.

Février 1827.

HÉMORRAGIE UTÉRINE ; — ACCOUCHEMENT PRÉMATURÉ ; — RETOUR D'HÉMORRAGIES, PLUSIEURS MOIS APRÈS L'ACCOUCHEMENT ; — ACCIDENTS GRAVES ; — GUÉRISON.

N° 17. Mme de X...., âgée de vingt-neuf ans, douée d'un tempérament lymphatique, ayant peu d'embonpoint, est d'une taille moyenne. Réglée, pour la première fois et sans accident dès l'âge de seize ans, l'éruption fut abondante et dura huit à neuf jours. Chaque mois, les menstrues reparaissent régulièrement, mais toujours suivies, peu d'instants après, d'une syncope qui dure de dix à quinze minutes; ensuite les règles continuent sans autres accidents, et se prolongent ordinairement de dix à douze jours. Ainsi se passe l'écoulement mensuel jusqu'à l'âge de vingt-cinq ans, époque à laquelle la jeune personne se marie. Les devoirs conjugaux ayant apporté quelques modifications dans son état, elle n'éprouva plus de syncope lors de l'apparition des règles, qui coulèrent chaque mois très-régulièrement, sans aucun accident et toujours dix ou douze jours, jusqu'à la première grossesse qui eut lieu dans le courant de la vingt-sixième année. La gestation se passa bien, et l'accouchement fut heureux. Peu de temps après, Mme de X..... devint enceinte pour la seconde fois, et tout eut lieu dans l'ordre le plus normal. Il n'en fut pas de même de la troisième grossesse, qu'elle commença vers sa vingt-neuvième année. Au terme de cinq mois, elle éprouva une perte grave qui s'arrêta assez promptement sous l'influence d'une saignée pratiquée aussitôt. Aux approches du septième mois, 16 août 1831, nouvelle perte, beaucoup plus considérable que la première, accompagnée de quelques coliques. On appela une sage-femme ; celle-ci, effrayée de l'énorme quantité de sang perdu, de la faiblesse de la malade qui tombait fréquemment en syncope, la toucha pour s'assurer de l'état du col utérin ; mais, le vagin rempli par un caillot faisant office de tampon, elle ne put arriver au col de la matrice. La malade s'affaiblissant de plus en plus, et le sang coulant avec abondance et par intervalles, je fus appelé vers midi. Je me rendis à la hâte auprès de Mme de X...., que je trouvai dans l'état suivant. Couchée sur le dos, la face pâle, les traits affaissés, elle était d'une faiblesse extrême, et son pouls à peine sensible. L'hémorragie étant suspendue, je ne crus pas devoir la toucher, mais je restai près d'elle pour l'observer et ne pas perdre l'instant d'agir. Une demi-heure se passe et le sang ne reparaît pas.

La nature de cette seconde hémorragie, l'époque de son apparition ne pouvant me laisser aucun doute sur sa cause, il devenait inutile, je dirai même il eût été imprudent de toucher la malade, parce qu'on pouvait rappeler la perte : d'ailleurs, les douleurs étant très-légères, j'espérais que le sang s'arrêterait, et que la grossesse irait plus près de son terme. Funeste illusion ! elle a failli causer la perte d'une mère dont la famille serait encore en pleurs, et me laisser le regret d'avoir trop temporisé. Le sang reparaissant de nouveau, je ne balançai plus ; je pratiquai le toucher. Le vagin, rempli d'un énorme caillot, fut dégagé à la hâte, et l'index, arrivé au col de la matrice, le trouva fort peu dilaté : je reconnus facilement la présence d'une portion du placenta qui s'y était engagée. La faiblesse de la malade, presqu'exsangue, et dont le sang coulait encore, me fit un devoir de tout tenter pour la délivrer. J'introduisis sur-le-champ, malgré quelques difficultés (le col avait à peu près le diamètre d'une pièce de deux francs), un, deux et trois doigts de la main droite ; une syncope arrive et la femme va succomber avant sa délivrance ; je redouble d'efforts et de courage ; bientôt la main entière franchit le col, rompt les membranes et va à la recherche des pieds qui se trouvent heureusement peu éloignés et vers la fosse iliaque droite. Je ne pus saisir d'abord que le pied droit ; je le fixai avec un lac, et le confiai à la sage-femme ; dans un instant j'obtins le second, et amenai un enfant mort, en première position des pieds. Il me parut convenable de délivrer à l'instant même ; des frictions faites sur la région utérine favorisèrent la rétraction de la matrice, le sang cessa de couler, et cinq à six minutes après la délivrance, la malade recouvra ses sens, à mon grand étonnement et à celui des assistants. Tous la croyaient sans vie, depuis le commencement de la manœuvre, qui fut aussi prompte que possible. Les suites de couches se passèrent sans accident, et la malade, quoique très-faible encore, se releva quinze jours après. A peine un mois s'était-il écoulé, depuis le moment des couches, que les menstrues reparurent comme par le passé et continuèrent régulièrement de mois en mois, mais toujours dix à douze jours chaque fois. Mme de X...., sans être très-forte, jouissant d'une assez bonne santé, se livra à toutes les occupations du ménage depuis la mi-septembre jusqu'au 9 février 1832.

A cette époque, dix jours après la cessation complète de la dernière éruption mensuelle, qui d'ailleurs avait coulé comme d'habitude, elle éprouva, sans cause connue, une perte abondante précédée et accompagnée de coliques violentes. La malade eut l'imprudence de venir de Pontlieue (à un kilomètre de la ville), me consulter. La petitesse de son pouls, sa pâleur extrême, sa grande faiblesse surtout, ne me permirent pas de lui conseiller la saignée. Je me bornai à lui prescrire le repos le plus absolu, de l'eau de riz gommée et édulcorée avec le sirop de coing, et quelques demi-bains pour calmer l'irritation utérine.

Le lendemain, j'allai la voir et la trouvai beaucoup plus faible que la veille; mais le sang coulait moins abondamment, et les douleurs étaient beaucoup diminuées : les mêmes moyens furent continués.

Le 11, même état, mêmes remèdes.

Les 12 et 13, l'hémorragie augmente; une violente douleur se manifeste dans l'hypocondre droit, sensible au toucher, mais sans tumeur ni tension de cette partie. — Les demi-bains sont continués, ainsi que les mêmes boissons; on applique deux cataplasmes sinapisés sur la région des reins, on couvre en même temps le ventre de fomentations émollientes et papaveracées. Ne pouvant revoir la malade le lendemain ni les jours suivants, les mêmes moyens furent continués pendant mon absence; la perte s'arrêta et les douleurs se calmèrent.

Le 16, le sang reparut avec une telle force, que l'on m'envoya chercher en toute hâte. J'arrivai aussitôt. Le pouls était à peine sensible, et la femme tombait en syncope à chaque instant. Mon premier soin fut de faire appliquer, sur le ventre, des linges trempés dans du vinaigre froid, d'en asperger la vulve, de donner des boissons froides et acidulées en attendant la potion suivante : Racine de ratanhia, 8 grammes ; sirop de coing, 30 grammes ; eau de fleurs d'oranger, 8 grammes pour 200 grammes de véhicule, à prendre par cuillerées toutes les heures. Dès le soir, la perte s'arrête, les douleurs sont calmées ; la malade semble avoir recouvré un peu ses forces. La potion ayant été prise dans l'espace de douze heures, une seconde fut encore prescrite et donnée aussi par cuillerées, mais de deux en deux heures, et toujours mélangée avec autant d'eau. Depuis lors, la perte n'a plus reparu, et Mme de X...., bien que très-faible, put se lever quelques heures le 25.

Le 27, à ma visite, je la trouvai dans son jardin, se livrant à quelques travaux d'aiguille, et n'ayant d'autre incommodité qu'une légère douleur dans le côté droit du ventre ; elle était encore un peu faible.

Chaque jour, les forces revenant, tout faisait croire à une guérison solide, lorsque le 10 mars, sans cause appréciable, l'hémorragie reparut comme précédemment et avec les mêmes accidents. Les mêmes moyens furent employés avec autant de succès, et le 14, le sang était arrêté. Alors un écoulement sanieux, abondant et d'une fœtidité repoussante, remplaça l'hémorragie. Je touchai la malade, et trouvai le col utérin boursouflé, très-douloureux, et le museau de tanche frangé du côté droit. Porté à croire que cette altération avait donné lieu à la perte utérine, et que l'ichor fœtide et abondant qui s'écoulait par la vulve en provenait, je prescrivis des injections chlorurées. Presque tout à coup, l'odeur fut changée, et quelques jours suffirent pour la détruire entièrement; mais les douleurs n'en continuèrent pas moins et devinrent insupportables. La malade les attribuant aux injections chlorurées, on les supprima; elles furent remplacées par des demi-bains émollients et papaveracés, des fomentations sur le bas-ventre, des demi-lavements et des injections de même nature; à ces moyens, j'ajoutai une potion opiacée à prendre par cuillerées. La malade en fut soulagée, au point qu'elle crut devoir cesser tout traitement.

Quelques jours se passèrent sans nouveaux accidents; mais une constipation opiniâtre continuant, les souffrances reparurent comme par le passé; l'écoulement ichoreux se renouvela, et l'odeur en était insupportable. Une once d'huile de ricin, prise à deux fois, détermina plusieurs selles; les douleurs ne furent pas calmées; elles s'irradiaient dans tout l'abdomen, se propageaient le long de la cuisse droite et devenaient intolérables dans cette partie. Bientôt des vomissements se manifestèrent, suivis de syncopes qui effrayèrent les assistants.

Le 5 avril, dans la matinée, on me fit appeler. Mme de X..., très-faible, avait les traits fort altérés; son pouls était d'une petitesse telle qu'on le rencontrait à peine. Ces nouveaux accidents me paraissant avoir un caractère nerveux, je pensai qu'en modifiant l'inervation, j'améliorerais peut-être l'état désespérant de mon intéressante malade. L'Assa-fœtida me parut un moyen puissant dans une telle circonstance; je ne me dissimulai point, pourtant, qu'il pouvait activer la circulation et peut-être renouveler l'hémorragie qui, depuis l'usage de la ratanhia, n'avait plus reparu. D'un autre côté, je savais que plusieurs affections de l'utérus peuvent être causées, entretenues ou augmentées par un trouble quelconque de l'inervation ; que souvent ce trouble, suite lui-même d'une affection tout-à-fait éloignée, peut devenir la cause de nouveaux accidents ; je savais aussi qu'après les grandes pertes de sang, quand les forces ne se réparent pas par une hématose complète, il n'est pas rare de voir la puissance vitale, qu'on me passe l'expression, se porter en plus, pour ainsi dire, sur l'appareil nerveux, et déterminer une foule de phénomènes sympathiques tellement insolites, qu'ils font le désespoir du médecin. Je me décidai donc à donner une potion de 125 grammes de véhicule mucilagineux, avec 10 centigrammes d'Assa-fœtida, par cuillerées d'heure en heure, et me retirai, n'espérant plus retrouver la malade le lendemain. Néanmoins, j'y retournai, et la trouvai un peu moins mal que la veille. *Dès la première cuillerée*, me dit-elle d'une voix très-faible, *j'ai été soulagée*. On avait continué la potion régulièrement comme je l'avais prescrite. Le pouls était un peu relevé ; les vomissements ni les syncopes n'avaient reparu. On continua la même potion jusqu'au 13, et chaque jour le mieux se faisait remarquer, l'écoulement diminuait graduellement et l'odeur en devenait plus supportable ; enfin, les douleurs étaient entièrement passées.

Vers le 19, la malade se lassant de sa potion, la supprima d'elle-même, le mieux se continua ; l'appétit modérément satisfait, et le sommeil, réparèrent doucement les forces ; l'écoulement cessa entièrement, et le 25, la convalescence fut complète. Les règles avaient eu lieu le matin sans aucun accident, pour la première fois depuis le 14 mars ; l'éruption s'est faite régulièrement ; il en fut de même le second mois et les époques suivantes. J'ai eu l'occasion de voir cette dame plusieurs années après ; sa santé ne s'était pas dérangée.

Avril 1832.

ACCOUCHEMENT ; — BRIDES VAGINALES ; — VICE DE CONFORMATION DU BASSIN.

N° 18. G...., fille, âgée de trente-quatre ans, entre à l'hospice de la Maternité le 29 octobre 1834 ; elle est à terme et éprouve, depuis dix-huit à vingt heures, les premières douleurs de l'enfantement. La maîtresse sage-femme, ainsi que l'élève qui devait faire l'accouchement, ne peuvent pratiquer le toucher, parce que le vagin présente un rétrécissement tel, que l'index a peine à passer pour arriver au col utérin, très en arrière et commençant un peu à se dilater. L'élève, prévoyant de grandes difficultés, m'écrit pour me rendre compte de ce qui se passe et réclamer mon assistance. Je me rends sans délai à la salle des accouchements. La patiente est couchée sur le dos et poursuivie par des douleurs assez fréquentes, pour ne laisser aucun doute sur leur nature ; je touchai moi-même, dans l'intervalle de deux douleurs, pour mieux apprécier l'état des parties de la génération. Mon doigt, après avoir franchi l'orifice vaginal, rencontra, à moins de deux centimètres de profondeur, une cloison large, épaisse, fortement tendue, qui, placée diagonalement, semblait partir d'un point du vagin correspondant à la branche montante de l'ischion droit, pour se rendre vers le point du vagin correspondant au tiers supérieur du ligament obturateur gauche, et de là vers la symphise iliaque du même côté. Le bord libre de cette cloison, dirigé obliquement de haut en bas et de gauche à droite, avait à peu près l'épaisseur de 7 millimètres ; il était tellement tendu, qu'on pouvait difficilement le faire fléchir sous le doigt qui le pressait. Une autre cloison, placée dans le sens opposé et beaucoup plus courte que la première, semblait faire avec elle une espèce de V irrégulier qui ne laissait, sous l'arcade du pubis, un peu à droite, qu'une ouverture à peine suffisante pour introduire l'extrémité de l'index. Aussi était-il très-difficile d'arriver au col utérin, qu'on ne pouvait suffisamment explorer pour bien connaître son degré de dilatation. Si l'état des parties molles présentait beaucoup d'obstacles à la sortie de l'enfant, nous n'en trouvâmes pas moins du côté du bassin, dont tous les diamètres, d'après l'examen extérieur, nous semblaient trop petits, surtout le sacro-pubien, que nous estimâmes tout au plus à 9 centimètres. L'état anormal du vagin nous porta naturellement à questionner G..... sur les causes qui avaient pu amener un semblable désordre. Un accouchement antérieur avait-il eu lieu? Des manœuvres difficiles, le forceps, ou tout autre instrument mousse ou tranchant, avaient-ils déchiré la muqueuse vaginale dans différents points, d'où seraient provenues les cicatrices difformes et les brides que nous rencontrions? La malade avait-elle éprouvé quelques maladies syphilitiques, ou tout autre affection? Telles sont les questions que nous nous fîmes et que nous adressâmes à la fille G...., et auxquelles elle répondit toujours négativement. C'était, assurait-elle, sa première grossesse, et jamais elle n'avait eu jusque-là ni maladie ni accidents. Toutes ces dénégations, faites avec l'air de la plus grande bonne foi, nous déroutèrent au point que nous ne savions que penser sur l'issue d'un accouchement qui ne nous semblait possible qu'en coupant les brides et en appliquant le forceps, si le bassin le permettait. Mais le débridement pouvait amener une hémorragie, et l'application du forceps devenir impossible aussitôt après ce débridement; alors, il était à craindre que la femme ne succombât à l'hémorragie avant d'avoir donné le jour à son enfant qui, peut-être, était plein de vie. Toutes ces réflexions conduisaient naturellement à l'idée de la symphiséotomie ou de la gastro-hystérotomie, opérations graves, qui ne sauvent pas toujours l'enfant et exposent les jours de la mère. Que faire en pareille occurrence?... Comme il n'y avait point d'accidents, il était sage d'attendre : néanmoins, pour ne pas nous en rapporter entièrement à nous, dans un cas aussi épineux, nous en conférâmes avec notre confrère le docteur Janin, qui voulut bien nous aider de ses lumières.

Après avoir touché la femme et apprécié l'état des parties, il fut d'avis, comme nous, de temporiser encore avant de prendre une détermination, parce que le cas était grave, extraordinaire, et qu'il fallait y réfléchir avant de rien entreprendre. Nous convînmes de revoir la malade ensemble; sur les sept heures du soir, il n'y avait encore rien de changé, bien que les douleurs eussent continué d'être fortes et fréquentes. — Quel parti prendre?... Nous nous déterminâmes à rompre les brides, dans l'espoir, sinon de favoriser la délivrance, au moins d'explorer le vagin et de s'assurer de la position de l'enfant, si la dilatation du col utérin le permettait. A l'aide d'un bistouri boutonné, dirigé sur l'index de la main gauche, je divisai largement les brides du vagin ; le sang coula d'abord avec abondance, mais l'hémorragie se modéra bientôt : nous nous assurâmes par le toucher que le travail était très-avancé. La tête se trouvait enclavée transversalement au détroit supérieur, l'occiput à gauche et la face à droite. Comptant sur les ressources de la nature, il fut arrêté que je passerais la nuit auprès de la malade, tant pour veiller à l'hémorragie que pour suivre attentivement la marche du travail. Les douleurs furent assez fréquentes toute la nuit, sans que la tête changeât de position. Vers la pointe du jour, elles s'éloignèrent un peu. Bien que le sang eût coulé toute la nuit, le pouls se soutenait, et G.... était plus fatiguée par les douleurs que faible par la perte du sang. Je la quittai vers les six heures du matin, pour revenir sur les huit heures avec mon confrère Janin. Nous touchâmes de nouveau ; il n'y avait aucun changement. La tête n'ayant pas bougé, nous perdîmes l'espérance de la voir se dégager par les seules forces de la nature, d'autant plus que les douleurs ne revenaient qu'à des distances éloignées et qu'il n'y avait pas d'accidents. Nous convînmes d'attendre encore jusqu'au soir, et de donner le seigle ergoté pour activer les contractions utérines. La malade, qui avait été mise plusieurs fois dans le bain, ne pouvant plus s'y maintenir, fut soumise à la vapeur d'eau chaude souvent renouvelée dans la journée. Le soir, rien de changé ; mais G.... s'affaiblissait, et l'entrée du vagin, loin de se dilater, semblait au contraire se rétrécir ; ce qui provenait évidemment du gonflement de la muqueuse vaginale, gonflement inflammatoire résultant et des incisions pratiquées, et des efforts infructueux pour essayer de remonter le front et fléchir la face sur la poitrine, afin d'abaisser l'occiput dans l'excavation. Il n'y avait plus de temps à perdre, il fallait agir, mais de quelle manière? A sept heures, nous revîmes la malade, mon confrère et moi. La tête n'avait pas encore bougé; elle était tellement pressée, que les sutures très-rapprochées rendaient sa position difficile à reconnaître. Nous n'eussions pu l'apprécier, si nous ne l'avions pas reconnue après l'incision des brides vaginales. Il était de toute évidence que l'accouchement ne s'effectuerait pas par les seules forces de la nature; il fallait donc se décider à débarrasser la malade. La position était grave, et nous avions à réfléchir sur les moyens à mettre en pratique pour sauver la mère; car la vie de l'enfant devenait un problême pour nous. Après avoir passé en revue tous les moyens proposables en semblable circonstance, nous nous décidâmes en faveur du forceps, bien résolus à vider le crâne et dépécer l'enfant, si l'application en était impossible, ou si la tête, bien engagée dans les cuillers, ne pouvait, malgré les efforts les mieux dirigés, franchir l'étroite filière du bassin. Notre plan arrêté, il s'agissait encore de fixer la manière de procéder à l'application de l'instrument. Deux procédés sont également proposables dans ce cas: l'application directe et l'application transversale. M. Capuron, et ceux qui ont suivi ses savantes leçons, recommandent d'éviter l'application d'une des branches du forceps sur la face et l'autre sur l'occiput; ils pensent que la tête peut et doit être repoussée au-dessus du détroit, pour favoriser l'application des cuillers sur les surfaces auriculaires: mais est-il toujours possible de faire cette manœuvre? Non, sans doute, et nous avons fait d'inutiles efforts pour y parvenir. Alors nous suivîmes le précepte tracé par le savant Baudeloque. La branche gauche fut introduite comme dans une position directe, la droite fut ensuite placée et articulée ; les manches bien assujettis avec un lien suffisamment serré, je dégageai, à l'aide de tractions fortes et ménagées, une tête volumineuse embrassée de la face à l'occiput ; les épaules, promptement dégagées à leur tour, le reste du tronc sortit aussitôt. L'enfant était sans vie. Le cordon ombilical, noir dans presque toute son étendue et rempli de caillots, nous fit penser que la mort n'était point le résultat de la compression de la tête par le forceps. La femme fut délivrée sans difficulté, et l'utérus se rétracta facilement, aussitôt la sortie du placenta. Deux heures après, je quittai la malade dans l'état le plus satisfaisant, et la confiai aux soins de la maîtresse sage-femme et de deux élèves. La nuit fut beaucoup meilleure qu'on ne devait s'y attendre à la suite d'un semblable assaut.

Le 31, six heures du matin. La malade se trouvait aussi bien que possible ; les parties de la génération n'étaient presque pas douloureuses, et l'état général très-rassurant. Régime sévère, nuit très-bonne. Les suites de couches se passèrent tellement bien, qu'au huitième jour, l'accouchée se trouvait, disait-elle, en état de sortir de l'établissement. Nous la touchâmes à cette époque, et reconnûmes que le vagin était presque revenu sur lui-même.

Trois semaines après l'accouchement, G...., tout-à-fait rétablie, sortit de la Maternité. Le vagin était tout revenu sur lui-même, quoique les brides ne fussent pas entièrement effacées.

J'appris, plusieurs mois après, que cette fille m'avait

induit en erreur, en m'assurant qu'elle était primipare. Six ans auparavant, elle avait eu une première grossesse qui n'alla pas jusqu'à terme. Le travail de l'enfantement dura près de huit jours ; la sage-femme, chez laquelle elle s'était réfugiée, ne put la délivrer qu'après plusieurs manœuvres pénibles : l'enfant vint par lambeaux, putréfié, et la mère fut très-long-temps à se rétablir de ce fâcheux accouchement. G .... accoucherait-elle mieux une troisième fois que les deux premières?... Cela n'est pas probable, parce que les vices de conformation du bassin seront toujours un obstacle à la parturition.

Octobre 1834.

ACCOUCHEMENT LABORIEUX ; VICES DE CONFORMATION DU BASSIN.

N° 19. B...., fille âgée de trente ans, enceinte pour la troisième fois et près de son terme, entra à l'hospice de la Maternité le 25 octobre 1835. Sa première couche avait eu lieu naturellement, vers sa vingt-quatrième année, et l'enfant, du sexe féminin, naquit bien portante et sans aucune difformité ni lésion qui pussent faire croire qu'elle eût été gênée au passage. Trois ans plus tard, une seconde couche eut lieu à terme à peu près, mais l'accouchement avait été très-laborieux ; le forceps fut appliqué trois fois sans succès ; enfin, on amena un enfant mort et tout défiguré, au dire de la mère, qui fut long-temps à se rétablir de cet accident. Enceinte pour la troisième fois, elle éprouva les premières douleurs de l'enfantement le 12 novembre, vers les trois heures du matin. La journée se passa sans beaucoup de souffrance, bien que les eaux fussent écoulées depuis le commencement du travail, ce qui d'ailleurs n'est pas rare, et sans que la maîtresse sage-femme eût reconnu la position de la tête. Les élèves, moins exercées, ne la reconnurent pas non plus ; mais elles remarquaient, disaient-elles, quelque chose d'extraordinaire, dont elles ne pouvaient se rendre compte.

Sur les cinq heures de l'après-midi, je vis et touchai la patiente pour la première fois, et je reconnus une tumeur très-dure, rénitente, placée dans la partie centrale de la courbure du sacrum. Son volume égalait à peu près celui de la moitié d'un œuf de poule de la grosse espèce. Une seconde tumeur, beaucoup plus petite (moitié d'une aveline à peu près), était placée sous la branche horizontale gauche du pubis, et près de la symphise. Ces deux tumeurs, en regard l'une de l'autre, diminuaient le diamètre antéro-postérieur de 3 centim. au moins; de sorte qu'il n'y avait pas à espérer que la tête, qui se trouvait cependant en première position (occipito-cotiloïdienne gauche), pût traverser la filière du bassin, à moins qu'elle ne fût extrêmement petite. Les douleurs continuant, et la tête, enclavée, n'ayant pas fait une ligne de chemin depuis plus de six heures, nous nous décidâmes à l'application du forceps, malgré les difficultés qui se présentaient. La tête se trouvant dans la première diagonale, il était rationnel de passer la branche à mortaise sous la cavité cotiloïde droite, et celle à pivot vers la fosse iliaque gauche. Mais cette manœuvre nous sembla d'abord peu praticable, en raison de la tumeur sous-pubienne. Cependant, nous crûmes que si l'on pouvait l'effectuer, la tête serait mieux prise, et la face à l'abri de contusions et de pressions toujours nuisibles. L'instrument fut donc appliqué diagonalement, non sans difficultés, afin de passer sous la cavité cotiloïde et ensuite de l'articuler, parce que l'aide qui tenait la première branche introduite ne la maintenait pas solidement. La tête, bien saisie, et l'instrument bien assujetti à l'aide d'un lien, nous cherchâmes à remonter un peu ce sphéroïde, pour lui imprimer ensuite un mouvement de rotation, puis d'abaissement de bas en haut et de gauche à droite, pour ramener l'occiput sous le pubis Relever la tète nous fut impossible ; la tumeur située dans la courbure du sacrum s'opposait à l'exécution de cette manœuvre, qui n'avait pour but que de favoriser l'abaissement de l'occiput, en plaçant le front au-dessus de la tumeur ; ce qui n'eût probablement pas rendu l'accouchement moins difficile : aussi, renonçant à ce projet, et nous bornant à faire des tractions, d'abord diagonalement et ensuite à l'aide d'efforts violents, mais ménagés, pour éviter les désordres qui suivent quelquefois cette opération, nous ramenâmes graduellement l'occiput sous le pubis. Nous parvînmes alors à dégager une tête volumineuse, prise par les régions temporales, dont le cuir chevelu était boursouflé, et la bosse coronale gauche déprimée de deux centimètres à peu près. Cette dépression formait une concavité de six centimètres au moins de diamètre; sa forme était circulaire. L'enfant fut amené très-vivant, et le reste de la délivrance ne présenta aucune difficulté. Explorées aussitôt après, les tumeurs étaient les mêmes, et le rapprochement en était tel, qu'on pouvait difficilement se rendre compte du passage de la tête.

La malade, placée dans un lit nouvellement préparé, fut tenue au régime pendant quelques jours, la vulve recouverte d'un cataplasme émollient, et l'on fit des injections de même nature dans le vagin. Les suites de couches furent on ne peut plus heureuses ; cette fille voulait sortir huit jours après, ce qui ne fut permis que deux semaines plus tard, pour prévenir toute imprudence.

Huit jours après les couches, les tumeurs avaient beaucoup diminué ; elles nous parurent réduites à moitié de leur volume primitif, mais d'une densité telle, que tout portait à croire qu'elles étaient entièrement osseuses. Enfin, trois semaines après les couches, elles nous semblèrent encore un peu diminuées, mais d'une manière très-peu sensible. C'est alors que cette fille, que nous aurions désiré retenir plus long-temps dans son intérêt et celui de la science, sortit parfaitement rétablie, en nous laissant le regret de ne pouvoir constater si ces tumeurs disparaîtront avec le temps.

Réflexions. — De quelle nature sont les tumeurs de cette femme, qui prétend n'avoir jamais eu d'affection syphilitique? Si leur adhérence, et surtout leur extrême densité, portent à penser qu'elles sont le résultat d'un développement osseux, existaient-elles lors du premier accouchement, qui eut lieu sans accident? La diminution progressive de ces tumeurs jusqu'au quinzième jour après les couches, ne tend-elle pas à faire croire qu'elles sont, au contraire, le résultat d'un développement anormal du tissu cellulaire pelvien avec induration pathologique? Disparaîtront-elles entièrement avec le temps, ou resteront-elles dans l'état constaté lors du départ de l'accouchée? Si elles sont purement osseuses, comment ont-elles pu diminuer presque de la moitié dans l'espace de quinze jours, et ensuite sembler s'arrêter là? D'un autre côté, si elles sont le résultat d'un développement pathologique des tissus mous de l'intérieur du bassin, comment se faire l'idée de leur adhérence aux os dont elles semblent faire partie? Admettrons-nous qu'elles sont osseuses, mais que la circonstance de la gestation, en attirant une plus grande dose d'activité nutritive dans le bassin, a déterminé l'hypertrophie des parties molles de cette cavité, de manière à ce que ces tumeurs, surtout celle du sacrum, paraissaient d'autant plus grosses que la couche de tissu hypertrophié qui les recouvrait était plus épaisse et plus dense, et qu'enfin, après la délivrance, le dégorgement des parties a laissé ces tumeurs réduites à leur premier état? Ce qui militerait en faveur de cette hypothèse, c'est que cette fille était déjà accouchée deux fois, la première très-naturellement, ce qui dénoterait que l'obstacle n'existait pas ou était bien peu de chose alors; et la seconde, d'un enfant mort et tout mutilé, suite des efforts de l'accoucheur pour l'extraire. D'un autre côté, comment s'expliquer la profonde dépression du coronal gauche de l'enfant? Cet enfoncement, de forme circulaire, ne pouvait provenir de la pression du forceps, puisque les traces de l'instrument n'étaient pas là et que cette partie n'était nullement contuse, comme ont pu s'en assurer plusieurs de mes confrères qui ont vu l'enfant. Comment se rendre compte ensuite de cette dépression, si l'on n'admet pas que, la tête descendue de bonne heure dans l'excavation, et long-temps appuyée sur la tumeur du sacrum, le coronal, n'étant pas encore ossifié, s'est moulé, pour ainsi dire, sur cette tumeur? Si l'on objectait que la dépression coronale pourrait encore bien être un accident de l'accouchement, nous répondrions : 1° que la forme n'en serait pas circulaire; 2° que cet accident aurait disparu quelques jours après la naissance, comme cela arrive le plus souvent pour les difformités accidentelles de cette partie. Mais nous avons scrupuleusement observé l'enfant, pendant qu'il est resté au dépôt, et lors de son départ, trois semaines après sa naissance, la dépression était la même, moins une espèce de bourrelet qui l'entourait d'abord, et qui était le résultat d'un boursouflement du cuir chevelu, boursouflement qui, comme on le sait, a toujours lieu dans les accouchements laborieux.

Novembre 1835.

ACCOUCHEMENT ; — SORTIE DU CORDON ; — FORCEPS.

N° 20. Mme B..., d'une taille au dessus de la moyenne, douée d'une forte constitution, devient enceinte pour la première fois, à l'âge de trente-quatre ans. Elle parcourt sa grossesse sans autres phénomènes que ceux qui sont inévitables à la gestation ; elle accouche heureusement d'une fille bien vivante et bien constituée ; cependant la parturition fut un peu longue. Trois ans après, nouvelle grossesse : celle-ci fut pénible, et força la malade à garder le lit ou la chaise longue, presque jusqu'au terme de la gestation. Son ventre étant énorme, elle eut la crainte ou d'une grossesse double, ou de mettre au monde un enfant très-volumineux. La sage-femme qui l'avait assistée la première fois fut appelée. Après plusieurs heures de douleurs assez vives, les membranes se rompent, les eaux s'écoulent abondamment et entraînent avec elles une anse du cordon ombilical. La matrice se contractant sur le produit de la conception, la tête s'engage dans l'excavation, et la sage-femme crut que l'accouchement allait se terminer promptement. Ne pouvant faire rentrer le cordon, elle le maintint le plus près possible de la vulve, pour en éviter le refroidissement. Quatre heures se passèrent en soins superflus ; la sage-femme n'appela personne à son aide, et l'enfant, comme cela devait être, vint mort après un travail des plus pénibles. Cependant la mère se rétablit assez promptement.

Un an après, Mme B.... devint enceinte pour la troisième fois, sans autres accidents que quelques vomissements pendant les premiers mois. Ayant eu l'occasion de voir cette dame dans le courant de sa grossesse, nous apprîmes d'elle ce qui lui était arrivé au précédent accouchement ; en conséquence, nous l'engageâmes à se confier aux soins d'un accoucheur, et à le faire appeler de bonne heure. Arrivée à son terme, elle se sent mouillée, le travail commence, et les eaux s'écoulent presque sans douleur. L'accoucheur, appelé sur-le-champ, se rend auprès de la malade ; ne jugeant pas nécessaire de la toucher pour s'assurer de son état, il s'en retourna peu de temps après son arrivée. C'était un mercredi matin, et la malade resta ainsi, d'après son rapport, jusqu'au vendredi soir suivant. Le médecin revint spontanément sur les neuf heures. La malade, souffrant peu et n'offrant rien qui pût faire soupçonner de danger, ni pour elle ni pour son enfant, il s'en retourna encore sans pratiquer le toucher. Sur les onze heures, une douleur plus forte se manifeste ; elle est suivie de la sortie d'un pied et d'une anse du cordon. On dépêche quelqu'un vers l'accoucheur qui, demeurant fort loin, ne put arriver qu'une heure après. Pendant ce temps, la garde fit sortir l'autre pied ; le tronc suivit, mais les bras et la tête restaient engagés. Le médecin termina l'accouchement et amena un enfant mort.

L'année suivante (1838), une quatrième grossesse eut lieu, sans autres phénomènes que ceux d'une gestation normale. Désolée d'avoir perdu deux enfants fortement constitués, et dont la mort lui semblait être due au défaut de précautions prises pendant la parturition, Mme B..... se décida à venir d'Alençon au Mans pour y faire ses couches. Arrivée quinze jours avant son terme, elle nous fit appeler et réclama nos soins.

Le 29 octobre, les prodromes du travail se manifestèrent ; la nuit se passa jusqu'au jour avec quelques douleurs de reins (fausses douleurs), qui, par intervalles, s'irradiaient vers le col utérin. Appelé le 30, vers sept heures du matin, je m'assurai par le toucher de l'état des parties génitales et des progrès du travail. Le col était haut, et dans la courbure du sacrum (obliquité antérieure), les parties étaient souples et très-humides, l'intestin rempli de matières; au rapport de la malade, les eaux s'étaient écoulées, mais lentement et en petite quantité (fausses eaux). Ne pouvant atteindre le col utérin, le toucher ne put rien m'apprendre de positif sur la présentation ; cependant, je crus reconnaître celle de la tête à travers les parois antérieures de la matrice. Je fis donner un lavement, pour vider l'intestin ; je préparai le lit de travail, et j'y plaçai convenablement la malade, pour remédier à l'obliquité; elle conserva sa position, jusqu'à ce que le col fût revenu au centre du bassin. Sur les dix heures du matin, le col, presque effacé, était au centre de l'excavation ; son disque égalait à peu près celui d'une pièce de 2 francs. Je pus alors bien constater la présentation de la tête, quoiqu'elle fût encore très-haut, mais non sa vraie position, parce que le col, encore trop peu dilaté, ne me permit pas d'explorer comme il était convenable de le faire. Le travail, qui s'était un peu ralenti, reprit de l'intensité et marcha assez rapidement; la matrice se contractait fortement et à des intervalles très-rapprochés. Dans moins d'une demi-heure, la poche des eaux, qui se manifestait à peine avant, se forma; les membranes se rompirent, et les eaux s'écoulèrent en abondance. Je touchai promptement, et trouvai la tête plongée dans l'excavation, et, hors de la vulve, une anse du cordon de plus de neuf centimètres. Je reconnus une présentation du sommet en troisième diagonale (occipito-postérieure droite); la tête s'était ainsi précipitée avant d'avoir fait son mouvement de flexion du menton sur la poitrine. La présence du cordon, que je ne pus faire rentrer, parce qu'il était comprimé sur le ligament sacro-ischiatique droit; la mauvaise position de la tête, que je ne pus changer en essayant à remonter le front dans l'intervalle de deux douleurs, pour obtenir l'abaissement de l'occiput et réduire en troisième position normale; la certitude que l'enfant, s'il vivait encore, allait succomber, si je ne hâtais la délivrance, me déterminèrent à appliquer le forceps le plus promptement possible et sans m'assurer, par le stéthoscope, si la circulation fœtale se faisait encore, ce qui m'eût fait perdre du temps sans changer ma détermination.

La femme, convenablement placée sur le bord de son lit, et soutenue par des aides, la branche à pivot (branche mâle) est introduite postérieurement et à gauche, avec la précaution de placer l'anse du cordon entre ses deux jumelles; cette branche étant soutenue par une femme intelligente, je me hâtai de passer la seconde, en la dirigeant sous le trou ovalaire droit. Après les avoir bien articulées, bien assujetties et convenablement saisies, j'imprimai à la tête, prise dans le sens de son diamètre bi-pariétal, un léger mouvement d'élévation, afin de la dégager ; ensuite, par un quart de rotation de gauche à droite, je ramenai le front sous le pubis, et l'occiput dans la courbure du sacrum. Après de fortes tractions lentes et ménagées, la tête se dégagea sans accident pour la mère, dont le périnée était bien soutenu. Je me hâtai d'extraire le tronc. L'enfant vint asphyxiée (1); elle fut saignée par le cordon, et rendue à la vie après vingt minutes de soins. Cette jeune personne, maintenant dans sa septième année, et jouissant de la meilleure santé est fortement constituée.

Réflexions. — Accident fort rare heureusement, la procidence du cordon ombilical est toujours sans inconvénient pour la mère; il n'en saurait être de même pour le produit de la conception, et tous les accoucheurs tant anciens que modernes sont d'accord sur ce point. Il est rare, en effet, que la compression et le refroidissement de la tige ombilicale n'amènent pas la mort de l'enfant, si la circulation est tout-à-fait interrompue, et il est rare aussi que cette interruption n'ait pas lieu dans fort peu de temps, si l'on ne parvient à faire rentrer l'organe comprimé ou à le maintenir, dans un des côtés du petit bassin, de manière à ce qu'il ne soit point gêné pendant la parturition, chose presque impossible. On sait cependant que quel-

(1) Les anciens et quelques modernes encore, pensent que l'enfant, dans ce cas, succombe à l'apoplexie. On est généralement d'accord aujourd'hui qu'il vient asphyxié. C'est moins la stase du sang dans le cerveau et les autres organes qui produit la mort que son défaut d'hématose.

quefois on a vu le cordon pendre hors de la vulve plusieurs heures, sans que pour cela il se refroidît, et que les pulsations en fussent sensiblement ralenties ; mais ces faits sont rares. On en trouve quelques exemples rapportés chez les anciens et les modernes (Guillemeau, Mauriceau, de la Motte, Baudeloque, Mme Lachapelle, MM. Gardien, Guillemot, Velpeau, Dugès, Chailly, etc.). Nous avions déjà eu l'occasion de remarquer cet accident une fois, chez la femme d'un tisserand, dans un accouchement double. Surprise par les douleurs et la promptitude du travail, cette femme accoucha debout, et sans secours, d'un enfant mâle qui tomba sur le sol ; le cordon s'était rompu à peu près à 9 centim. de l'ombilic. Appelé à la hâte, je me rendis auprès de la malade, que je trouvai dans son lit, tout effrayée de son accident et surtout pour son enfant qu'elle croyait tué par la chute. Déjà il était enveloppé de linges comme un petit cadavre ; au fait il paraissait mort. Mais comme le cœur battait encore, bien que très-faiblement, je le rappelai à la vie assez promptement et m'occupai ensuite de la mère. En plaçant la main sur le ventre pour m'assurer de l'état de la matrice, je la trouvai tellement grosse et dure que je ne doutai pas qu'il y eût un second enfant. En touchant pour mieux m'en assurer, je rencontrai entre les cuisses un anse de cordon assez longue pour me faire penser qu'elle appartenait au premier enfant, mais je reconnus bientôt mon erreur. Cette anse conservait sa chaleur et ses pulsations, ce qui n'eût pas eu lieu s'il eût appartenu au premier né. Ne croyant pas prudent de confier l'expulsion de ce second enfant aux soins de la nature, je touchai pour m'assurer de la présentation; rencontrant un pied dans l'excavation, j'allai promptement à la recherche du second, et amenai sans aucune difficulté (en première des pieds), une fille petite, pleine de vie, bien constituée et qui, au moment où je trace ces lignes, entre dans sa 18e année. Le garçon, qui n'a vécu que cinq heures, a présenté à l'autopsie un épanchement au cerveau, et une légère félure de la bosse pariétale droite. Si, au lieu de l'extrémité pelvienne, le second enfant eût présenté la tête, et que celle-ci se fût trouvée assez grosse pour remplir la cavité du petit bassin, même dans la meilleure position, n'est-il pas plus que probable que la portion procidente du cordon n'eût pu rester aussi long-temps sortie sans être comprimée ? N'est-il pas probable aussi que l'enfant eût succombé soit avant soit pendant sa sortie, si la parturition se fût faite sans l'intervention de l'art ? N'est-ce pas aussi ce qui nous serait arrivé dans l'accouchement qui fait le sujet de notre observation, si au lieu de terminer aussi promptement que nous avons cru devoir le faire, nous eussions confié le travail aux soins de la nature? En effet, dans la position où se trouvait la tête, nous ne pouvions nullement compter sur les efforts naturels. Dans cette situation, comme on le sait, la suture longitudinale s'étend obliquement du trou sous-pubien gauche à la grande échancrure ischiatique droite, et la suture transversale où corono-pariétale, représente une ligne qui partirait de la branche montante de l'ischion droit, pour se rendre à l'épine ischiatique gauche. La tête ainsi placée était fortement pressée par les contractions utérines, et le front se trouvait appuyé sur la paroi interne de l'ischion gauche et sur sa branche montante, tandis que les bosses pariétales reposaient, la droite, sur la partie moyenne et latérale gauche de la courbure du sacrum, la gauche, vers l'épine ischiatique droite; de sorte que la région occipitale était retenue par le ligament sacro-ischiatique. Dans cette position comme dans la diagonale opposée, les contractions de la matrice sont en pure perte; je dirai plus, elles sont nuisibles, parce que le front, qui tend toujours à baisser, augmente de plus en plus le rapport vicieux du plus grand diamètre de la tête avec le plus petit diamètre du détroit inférieur. Pour remédier à cet accident, qui presque toujours rend l'accouchement impossible par les seules forces de la nature, on a recommandé et nous le recommandons dans nos leçons, de profiter de l'intervalle d'une douleur à l'autre; afin, à l'aide de deux doigts (l'index et le médius) de la main droite pour le côté gauche, *et vice versâ*, placés sur les bosses coronales, de faire remonter le front au-dessus du détroit supérieur, dans l'intention d'abaisser un peu l'occiput et d'attendre ainsi, sans déranger ses doigts, une nouvelle contraction, et de profiter de l'intervalle qui la sépare d'une troisième et même d'une quatrième si on la croit nécessaire, pour confier ensuite le reste du travail aux soins de la nature. Cette manœuvre, toute simple qu'elle paraisse quand il n'y a pas d'enclavement, est très-difficile et souvent impossible si cette complication a lieu, et elle arrive toutes les fois que le diamètre occipito-frontal est plus grand que le diamètre oblique du bassin, dans lequel la tête s'engage d'autant plus que les contractions utérines sont plus fortes et plus rapprochées. Pour notre compte, nous n'avons pu exécuter cette manœuvre que trois fois avec un plein succès, mais la tête était mobile dans l'excavation. Dans le cas qui fait le sujet de cette observation, la tête étant dans la troisième diagonale et fortement pressée par les contractions de la matrice, il ne nous fut pas possible de remonter le front. D'un autre côté, la sortie du cordon qui se trouvait froid et comprimé à gauche vers le ligament sacro-ischiatique, nous fit promptement renoncer à cette tentative, d'ailleurs trop longue, dans l'espoir que l'application du forceps pourrait sauver l'enfant, s'il en était encore temps. Alors, sans nous assurer, par l'auscultation, si l'enfant vivait ou non, ce qui, comme nous l'avons dit, nous eût fait perdre un temps précieux, sans rien changer à notre détermination, nous procédâmes en toute hâte à la délivrance, opération dont le succès dépassa tout ce que nous avions droit d'espérer.

Novembre 1838.

N° 21. B....., enfant *naturel*, est née le 12 décembre 1825. Douée d'une très-faible constitution, d'une petite taille, conservant encore tous les caractères de l'adolescence, et n'ayant jamais été réglée, B... entre à l'hospice de la maternité du Mans, en novembre 1839, et enceinte, disait-elle, de huit mois à peu près. Son ventre, scrupuleusement observé, offrait le volume qu'il acquiert ordinairement du sixième mois et demi au septième. Les seins à peine développés laissaient suinter, à la pression, un peu de sérosité lactescente. En la voyant, j'eus d'abord l'idée d'une fausse grossesse déterminée par l'arrêt du sang menstruel, comme cela arrive chez les jeunes filles dont le vagin ou le col utérin n'est pas perforé. Sans son aveu qu'elle avait été *approchée*, *par force*, je serais resté dans mon erreur, parce qu'il est fort rare qu'une si jeune fille, non nubile, qui n'a éprouvé aucun des phénomènes précédant l'approche de la première menstruation, ni aucun désir vénérien, soit fécondée. Enfin, la manière dont elle racontait les circonstances de son prétendu viol, pouvait encore jeter du doute dans mon esprit. Voici sa narration : « En gardant mon troupeau, je fus attaquée par un jeune meunier qui descendit de cheval, s'approcha de moi et me *tracassa*. Je me défendis à en perdre haleine, et cette fois il ne me fit rien. Plusieurs jours après il revint avec un autre qui, après m'avoir bien lassée, me jeta par terre et me tint couchée pendant que le premier fit ce qu'il voulut. » Il est douteux que la défloration ait eu lieu cette première fois, parce que la jeune fille m'assura qu'il n'y avait pas eu la moindre effusion de sang. Cette enfant d'ailleurs, très-surprise de mes demandes, ne me comprenait pas. Je fus obligé de retourner mes questions de différentes manières pour me mettre à la portée de son intelligence. Toutes ses réponses aboutirent à me convaincre qu'elle n'avait jamais vu ses règles, qu'elle ne se doutait pas qu'une fille dût *saigner* par là (c'est son expression), et qu'elle n'avait pas souffert de ce qu'on lui avait fait.

Quinze ou vingt jours après cette seconde tentative, le même jeune homme revint seul. Cette fois il en jouit complètement sans qu'elle opposât beaucoup de résistance, parce que, dit-elle, « j'étais trop faible pour me défendre. » Depuis cette époque elle ne le revit plus. Mais huit ou dix jours après cette dernière accointance, elle se sentit malade, eut quelques coliques et des nausées. Aucun écoulement de quelque nature que ce soit ne se manifesta par le vagin. Son maître pensant que son état tenait à son âge, s'en inquiéta peu dans les trois premiers mois ; mais ayant remarqué que son ventre augmentait sensiblement de mois en mois, il conçut quelques soupçons dont il lui fit part. Pressée de questions, elle lui avoua assez ingénuement ce qui lui était arrivé. Comme elle était enfant de l'hôpital, il la remit aux mains de Mme la Supérieure, qui la conduisit à la salle de la maternité.

Le lendemain, cette enfant me fut présentée par la maîtresse sage-femme. En considérant une aussi frêle créature à laquelle j'aurais donné à peine douze ans, elle me fit l'impression d'une très-jeune chlorotique pour laquelle je pensais qu'on voulait me consulter. Quel fut mon étonnement, quand on m'apprit qu'elle était enceinte. En la touchant je rencontrai la tête du fœtus déjà engagée dans le détroit supérieur, je pus facilement entendre les battements précipités du cœur ; mais il fut plus difficile de constater le souffle placentaire, que je crus d'abord venir de l'aorte.

Cette infortunée parcourut sans accident le dernier mois de la gestation, et accoucha, naturellement, vers la fin de décembre, d'un garçon très-chétif, entièrement à terme et bien conformé. Les suites de couches furent heureuses; les lochies coulèrent peu, et le rétablissement fut bientôt complet. Plus de six mois après, cette jeune mère, toujours délicate, n'était pas encore réglée; mais l'éruption ne se fit pas long-temps attendre, et après son apparition, l'embonpoint et la santé se développèrent.

Réflexions.—Tous les accoucheurs savent qu'il n'est pas sans exemple que des femmes soient devenues enceintes sans avoir été réglées ; il y en a même qui ont été mères plusieurs fois avant d'avoir été menstruées ; mais toujours on a remarqué que celles-là étaient fortes, bien constituées, et qu'elles avaient dépassé l'âge auquel la première éruption doit se manifester ; on a même conseillé le mariage dans ce cas. Ce fait est tout exceptionnel. C'est une fille de quatorze ans, à laquelle on en donnerait à peine douze. Douée d'une faible constitution, ayant les seins peu développés, elle n'avait éprouvé aucun des phénomènes qui précèdent ou accompagnent la nubilité ; cette jeune fille est néanmoins fécondée après un premier coït (car tout me porte à croire que les deux premières fois il n'y a pas eu copulation). Elle parcourut sa grossesse sans autres accidents que ceux qui sont ordinaires à son état, et accoucha à terme, très-naturellement ; les suites de couches, fort peu abondantes, furent terminées dès la première semaine. Rentrée à la maison générale, elle reste bien portante pendant plus de six mois, sans que rien lui fasse présumer que ses règles doivent paraître. Cette époque passée, le flux-périodique s'établit, après avoir été, comme chez les jeunes vierges, précédé des phénomènes qui l'annoncent, et sans accidents.

Je sais qu'il est possible d'arguer que des jeunes filles ont été réglées dès leur douzième année, et même plus tôt ; nous-même, aux Sables-d'Olonnes, nous avons donné des soins à une intéressante personne menstruée avant sa onzième année, et chez laquelle la périodicité fut régulière de mois en mois, jusqu'à son mariage. Elle devint mère à dix-sept ans. On pourrait dire aussi que celle qui fait le sujet de cette observation était peut-être dans ce cas ; que ses règles auraient pu lui manquer plusieurs années, ainsi que cela arrive souvent quand les filles sont réglées trop jeunes ; qu'alors, elle était dans les conditions de maturité suffisantes pour être fécondée. Certes, à cela il n'y aurait rien à répondre. Mais ici, si nous n'avons pas été trompé, et tout nous porte à le croire, le fait que nous rapportons n'en doit pas moins paraître curieux, et mériter une place dans les cas excessivement rares. Comme il est certain qu'il n'y a pas eu de menstruation avant l'acte génératif, comment se rendre compte de l'imprégnation, si, de même qu'on le pense, il faut que l'œuf soit mûr pour être fécondé, et s'il ne peut arriver à la maturité que lorsque la femme est bien réglée? Un auteur vient d'avancer que, d'après les expériences qu'il a faites, l'œuf se détachait de l'ovaire plus ou moins long-temps avant d'être fécondé ; que toujours cette opération était annoncée par l'éruption mensuelle, et qu'alors cet œuf, parvenu à son état de maturité, pouvait recevoir l'impulsion vitale dont il a besoin pour être soumis à l'incubation. Si cette hypothèse est admissible, le fait que nous rapportons pourrait-il la combattre? Nous laissons cette question à résoudre.

Janvier 1840.

HÉMORRAGIE A DEUX MOIS DE GESTATION ; — AVORTEMENT.

N° 22. Mme F....., élève sage-femme, âgée de vingt-sept ans, douée d'une forte constitution, enceinte pour la seconde fois, avait eu une première grossesse très-heureuse ; elle mit au monde une fille bien vivante, bien constituée et qui, maintenant, âgée de six ans, jouit de la meilleure santé. Vers le deuxième mois de sa seconde grossesse, Mme F..... éprouva, sans cause appréciable pour elle, le 26 mars 1842, quelques légères coliques, avec des douleurs de reins. Un peu de sang parait à la vulve : comme elle approchait de l'époque mensuelle, elle ne s'en inquiéta pas. Consulté le lendemain au matin sur cet accident, je conseillai le repos absolu et une boisson légèrement acidulée. Dans l'après-midi, la malade, se trouvant très-bien, le sang ne marchant que fort peu, crut qu'elle pouvait sortir sans danger. La course fut longue pour sa position ; aussi, pendant le trajet, les coliques augmentèrent, et, à peine arrivée chez la personne qu'elle allait voir, elle se sentit mouillée par une assez grande quantité d'eau pour lui faire craindre un avortement. Mme F... s'assied, souffre patiemment quelques instants et prend congé de la dame, sans lui rien dire de sa situation. Elle se rend au cours d'accouchement, et perd, pendant le trajet, de l'eau et du sang. Arrivée chez la portière, elle n'en peut plus de lassitude et de faiblesse ; on l'accompagne à la salle du cours où, en entrant, elle s'évanouit. La maîtresse sage-femme se hâte de la placer sur un lit convenablement disposé, lui prodigue tous les soins recommandés en pareille circonstance, et m'envoie chercher. Je ne pus arriver que tard.

Etat du sujet : syncope pour la troisième fois ; — absence du pouls ; — figure très-pâle ; — yeux ternes ; — respiration presque inappréciable ; — mouvements du cœur à peine sensibles ; — pulsations fort éloignées. La malade avait le ventre couvert de linges mouillés dans l'eau vinaigrée froide, et les mains dans des vases remplis d'eau acidulée, très-chaude ; les extrémités pelviennes étaient exposées à l'air. La maîtresse sage-femme cherchait à la rappeler à la vie, en lui faisant respirer de l'éther et lui en frottant la figure. Que faire en pareil cas? Révulser, par une émission sanguine, était impossible. J'appliquai sur-le-champ des cataplasmes sinapisés sous les seins ; je tamponnai à la hâte, pendant qu'on cherchait à comprimer l'aorte. J'introduisis dans le vagin un linge fin, par son milieu ; je remplis ensuite la poche qu'il formait d'une grande quantité de boulettes de charpie ; enfin, autant que le vagin put en admettre. Dix minutes après, les paupières s'entrouvrîrent et la moribonde reprit connaissance ; les pommettes se colorèrent légèrement, le sang fut entièrement arrêté et dès-lors il ne reparut plus. Mais la malade se plaint d'avoir des coliques, grand besoin d'uriner et de ne le pouvoir, nonobstant ses efforts qui, comme on le pense, étaient bien faibles. Je la sondai, malgré la compression exercée par le tampon ; elle rendit un demi-litre d'urine, et les douleurs cessèrent tout-à-coup. La journée se passa bien et la nuit fut très-bonne.

Le lendemain 28, au matin, la malade était calme, son pouls, très-faible, battait à soixante pulsations ; elle parlait difficilement et bas ; un besoin pressant d'uriner lui faisait éprouver quelques coliques ; elle se plaignait aussi de douleurs et de picotements dans les seins, surtout vers les mamelons. Ne pouvant parvenir à sonder une seconde fois, vu la présence du tampon, et, probablement aussi, à cause du gonflement de la muqueuse de l'urètre, qui était très-sensible à l'impression de la sonde, je me décidai à supprimer le tampon pour mieux parvenir à pénétrer dans la vessie, sans faire souffrir. Pendant cette petite opération, le sang revint un peu, ce qui m'engagea à tamponner de nouveau, mais moins fortement. Ce dernier appareil resta toute la journée et toute la nuit sans causer de douleurs, et le sang ne reparut plus. Mais quelques coliques légères se firent sentir. Le lendemain, les forces étaient à peu près revenues, la malade parlait très-facilement et sa voix était à l'état normal. On lui permit du bouillon de bœuf par cuillerées ; je supprimai le tampon, sur lequel il n'y avait plus de trace de sang ; il était, au contraire, mouillé d'une humeur blanchâtre, résultat de la sécrétion muqueuse. Quelques heures après, une masse charnue, spongieuse, amorphe et comme déchirée, s'échappa par la vulve ; elle contenait quelques traces de membranes sans vestige d'embryon. Cependant, je reconnus dans cette masse un véritable placenta désorganisé. A partir de ce moment, le mieux a continué ; la malade a été mise à deux soupes très-légères. Les lochies ont peu coulé pendant deux jours ; le tout s'est passé comme dans un avortement simple. Les seins ne se sont pas gonflés, et, le 31, la convalescence était assez avancée.

Aujourd'hui, 10 avril, la malade, encore faible, est presque entièrement rétablie.

Réflexions. — On s'accorde aujourd'hui à rapporter à trois chefs principaux les causes de l'avortement : 1° du côté de la mère ; 2° du côté de la matrice ; 3° du côté de l'enfant et de ses membranes. Les causes du côté de la mère, d'ailleurs très-nombreuses, sont prédisposantes et occasionnelles ; les prédisposantes tiennent à sa constitution, à son genre de vie, à ses habitudes sociales, aux vices de conformation du bassin ou des organes sexuels, etc. ; les occasionnelles sont les coups, les chutes, les secousses physiques, les exercices violents, les veilles prolongées, l'usage du corset pour dissimuler la grossesse, le coït trop fréquent, comme chez les filles publiques, enfin les passions violentes, les accès de colère, les chagrins profonds, les impressions morales vives, etc., etc. Les causes qui viennent de la matrice tiennent le plus souvent à son extrême sensibilité, à la rigidité de ses fibres, qui ne peuvent se distendre pour se prêter à son développement ; à sa disposition aux hémorragies, aux congestions sanguines, aux spasmes ; enfin, aux différentes affections pathologiques auxquelles cet organe est sujet. Du côté du produit de la conception, sont : les maladies du fœtus, du placenta, du cordon. Le fœtus peut être mort, le placenta peut être calleux ou placé sur l'orifice utérin ; le cordon trop grêle, trop court, peut se rompre et causer une hémorragie dans l'intérieur de l'œuf ; enfin, une trop grande quantité d'eau peut, surtout dans les premiers mois, irriter et trop distendre l'utérus et déterminer des contractions, et, par suite, l'expulsion de l'œuf, en tout ou en partie.

D'après ce court exposé des causes les plus fréquentes de l'avortement, auquel des trois chefs, dont nous venons de parler, peut-on raisonnablement rapporter celui qui fait le sujet de cette observation? Comme nous venons de le dire, les causes qui viennent du côté de la mère sont fort nombreuses et plus ou moins faciles à apprécier; elles peuvent souvent être prévues d'avance; quelquefois même il est facile de les atténuer, sinon de les faire disparaître, à l'aide d'un traitement convenable ou de moyens hygiéniques bien entendus, pour éviter ce funeste accident. Il en est qu'on ne peut détruire, tels sont les vices de conformation, portés si loin qu'on serait tenté de penser qu'il y aurait peut-être de la prudence à provoquer l'avortement dès les premiers mois de la gestation, si l'on acquérait la certitude physique que le terme de la grossesse dût amener une parturition impossible, sans danger pour la vie de la mère et celle de l'enfant. Question toute légale et des plus ardues.

Si les causes qui viennent du côté de la matrice sont un peu moins nombreuses que les précédentes, elles sont peut-être aussi plus difficiles à déterminer. Il en est cependant que l'on peut prévoir, ou mieux, soupçonner d'avance, surtout quand la femme a déjà été soumise à un semblable accident. On pourrait aussi les atténuer, ou même les faire disparaître avec un régime, des soins hygiéniques et un traitement bien entendu.

Il nous reste encore le troisième chef, qui renferme des causes d'avortement si obscures, qu'il n'est pas un praticien capable de les prévoir ou de les signaler d'avance, mais auxquelles on doit, presque toujours, rapporter l'expulsion de l'œuf, surtout dans les premiers mois de la gestation, quand, par exclusion, on ne peut la rapporter à aucune des causes appartenant aux deux premiers chefs. Ici, nous serions assez portés à attribuer l'avortement de Mme F.... à une maladie de l'œuf. Voici nos raisons : 1° Cette femme n'a éprouvé aucun accident, elle n'a fait aucune imprudence, et son moral n'a été troublé par aucune impression. Douée d'un caractère assez doux, elle vivait très paisiblement avec ses compagnes ; 2° fortement organisée et bien établie du côté de la charpente osseuse, jouissant d'ailleurs d'une bonne santé, elle n'a éprouvé aucun accident pendant sa première grossesse, qui lui a donné une fille bien constituée et venue à terme (accouchement simple) ; jamais elle n'a souffert des organes de la génération, ni avant, ni durant, ni après sa première grossesse ; elle n'a éprouvé d'autres phénomènes, pendant la deuxième, que ceux qui sont inévitables au commencement de la gestation, et qui étaient entièrement dissipés dès la fin du premier mois. Comme, dans sa première grossesse, il lui était survenu un léger écoulement blanc (flueurs blanches), phénomène très-fréquent dans les premiers mois, mais qui était si peu abondant qu'elle s'en apercevait à peine. Si cet accident a quelquefois été cause d'avortement, ici on ne peut le considérer comme tel, puisqu'il était le même que la première fois. Il ne nous reste donc plus, alors, qu'à rapporter l'hémorragie à la maladie de l'œuf, ou à son défaut de développement. Mme F.... éprouve, le 26 mars, quelques coliques avec des douleurs de reins ; un peu de sang paraît à la vulve, à la suite d'une simple course ; elle se sent mouillée, c'est l'œuf qui se rompt, et les eaux de l'amnios s'écoulent. Une grave hémorragie suit de près la rupture des membranes ; et cet événement met la malade à deux doigts de sa perte. Enfin, une masse charnue, amorphe, sans trace d'embryon, s'échappe de l'utérus, les accidents cessent, et Mme F..... est bien rétablie quinze jours après. Ici, pour nous, l'avortement ne peut être attribué qu'à la maladie de l'œuf. En effet, s'il avait eu pour cause l'un des deux premiers chefs, il faudrait supposer qu'une longue macération, soit dans l'utérus, soit dans le vagin, eût détruit ce produit, ce qui n'est pas admissible. Nous possédons une petite collection de fœtus, dans laquelle se trouvent trois sujets qui militent en faveur de notre opinion. L'un venu à 28 jours de conception, l'autre à 45 et le troisième à deux mois. Expulsés par accidents du côté de la mère, ces embryons sont dans l'alcool depuis 15, 12 et 6 ans. Toujours reconnaissable, le premier n'a subi que peu d'altération ; le deuxième, encore dans le liquide amniotique, est conservé avec toutes ses dépendances, et le troisième est tellement intact qu'on en reconnaît le sexe. Il est présumable qu'il en eût été ainsi dans le cas qui nous occupe, si l'avortement n'eût pas eu pour cause la maladie du produit de la conception ; car, à deux mois, l'embryon est déjà un fœtus, et on en retrouve toujours quelques traces.

Avril 1842.

MORT APPARENTE D'UN ENFANT A LA MAMELLE, PENDANT LA VACCINATION.

N° 23. Le 5 mai 1821, à la sollicitation de Mme G...., je vaccinai son enfant, âgé de 15 jours. Je me décidai à cette opération sur un sujet aussi jeune, parce que la mère, désirant partir pour la campagne, voulait mettre son fils à l'abri de la variole qui régnait alors; d'ailleurs, l'enfant jouissant d'une bonne santé, je n'y voyais aucun inconvénient. Le vaccin parcourut ses périodes sans accident, quoique avec un peu de lenteur, et le petit garçon ne cessa pas de téter, comme à l'ordinaire.

Le 17, douzième jour des piqûres, le virus étant bon à prendre, je manifestai le désir de m'en servir, n'ayant pas d'autre fluide à ma disposition. Mme G..... s'y refusa d'abord; elle ne voulait pas, disait-elle, exposer son enfant, si jeune encore, aux chances d'une seconde opération. Après l'avoir convaincue qu'il n'y avait rien à redouter pour lui, j'obtins la permission de vacciner un sujet seulement. Deux heures après (vers les dix heures du matin), je me rends, avec un enfant, auprès de cette tendre mère, qui ne me reçoit pas sans émotion, comme on le verra par la suite. Elle allaitait son fils sans manifester aucun trouble; je lui conseillai de le laisser téter, en lui assurant que l'opération ne le dérangerait nullement. On le déshabille sans lui faire quitter le sein, et je vaccinai aussi promptement que possible.

L'opération terminée, cette bonne mère, heureuse de ce que son enfant n'avait pas ressenti la plus légère douleur, le détache de son sein pour le caresser. Mais hélas ! quel n'est pas son désespoir !.... Il est sans mouvement, froid et pâle comme la mort ; ses lèvres sont déjà livides, et ses yeux ont perdu tout leur brillant ; le cœur ne bat plus et une faible expiration semble annoncer son dernier soupir. *Il est mort !...* s'écrie-t-elle avec l'accent de la plus profonde douleur ; *que je suis malheureuse !... il se portait si bien !...* Ces mots me glacent d'effroi ; je reçois le corps qu'elle m'abandonne en fuyant dans la rue, tout éperdue et fondant en larmes. Tous les yeux, fixés sur moi, paraissent m'accuser ; mon cœur, je l'avoue, était navré, et je m'accusai moi-même, bien convaincu, cependant, que l'opération n'avait qu'une part indirecte à un si déplorable événement. Je place aussitôt l'enfant, sans vie apparente, sur les genoux d'une femme ; je le mets nu, exposé à la flamme d'un feu vif. Je pratiquai des frictions sèches sur la région précordiale et sur le rachis, en occasionnant le moins de secousses possibles, et quelques minutes suffirent pour rappeler les restes de la vie, près de s'échapper. Bientôt le cœur se fit sentir faiblement, et la poitrine sembla se dilater. Je redoublai d'efforts ; après un quart-d'heure, nos craintes furent dissipées ; le visage se colore légèrement, le pouls devient sensible et la chaleur se rétablit ; l'enfant respire, pousse un cri, rejette, par la bouche, du lait cailleboté et teint de beaucoup de sang ; il peut avaler une cuillerée à café d'eau sucrée, éternue plusieurs fois et fait une selle abondante, de couleur jaune-citron. Ainsi, cette faible créature qui, l'instant d'avant, nous paraissait devoir entrer dans la tombe, est rappelée à la vie après une demi-heure de soins. Le lendemain, tout était rentré dans l'ordre.

Réflexions. — La petite opération a-t-elle pu causer l'accident dont nous venons de parler ? Personne ne le pensera. Ici, il y avait, on n'en peut douter, syncope par empoisonnement. La nature des matières vomies et mêlées de sang, la garde-robe abondante et bilieuse sont, pour nous, l'effet d'une intoxication par le lait altéré de la mère ; intoxication à laquelle l'enfant eût sans doute succombé s'il n'eût pas vomi ce qu'il avait ingéré.

Mme G,.., âgée de 17 ans, d'un tempérament nervoso-sanguin, d'une petite taille, mais bien constituée, très-sensible, très-vive et emportée, comme la plupart des femmes de petite stature, éprouva une forte émotion lorsque je lui demandai du vaccin ; son premier mouvement fut de refuser ; je ne pus la faire consentir à ma demande qu'à force sollicitations, et en mettant sa philanthropie en jeu. Deux heures après, j'arrive près d'elle avec un enfant à vacciner. Pour ne pas me désobliger, cette dame cache son trouble et n'ose m'opposer un second refus. Qu'on se figure alors cette mère, craignant de nuire à la santé, à la vie même d'un fils qui, déjà, fait sa plus douce espérance, et l'on se fera facilement l'idée de ce qu'elle dut éprouver. En effet, une atteinte profonde est portée à toute l'économie, les fonctions en sont plus ou moins troublées, le lait lui-même est tout-à-coup changé, et cette précieuse liqueur acquiert des propriétés tellement délétères, qu'à peine en contact avec les expansions nerveuses de la muqueuse gastrique de l'enfant, elle enraye le mouvement vital aussi promptement que l'eût pu faire une forte étincelle électrique.

Tous les médecins sont d'accord que les passions vives, la joie, la crainte, un saisissement, la colère, surtout, altèrent le lait tout-à-coup, au point que celui-ci, pris pendant ou peu de temps après l'émotion, peut produire des convulsions, des tranchées, des diarrhées bilieuses même ; tous, aussi, connaissent l'histoire, rapportée par Levret, de ce petit chien atteint subitement d'épilepsie pour avoir tété une nourrice qui sortait d'un violent accès de colère ; mais je ne sache pas qu'on ait consigné nulle part un fait semblable à celui-ci.

Une question importante de physiologie se présente ici : Le liquide sécrété avant le trouble de la nourrice, peut-il s'altérer dans la mamelle, ou n'y a-t-il, au contraire, de vraiment altéré, que le produit de la sécrétion qui s'opère pendant l'émotion ? 1° Si, comme on n'en peut douter, le lait jouit de la vie dans le sein de la nourrice, il est difficile que ce fluide ne participe pas au trouble général de l'économie, lorsque cette même nourrice éprouve une affection quelconque, et, dans ce cas, il peut acquérir des propriétés assez délétères pour frapper de stupeur, presque aussitôt qu'il est en contact avec l'estomac, comme cela est arrivé à l'enfant qui fait le sujet de cette observation. Ce qui tend à prouver notre assertion, c'est que, si l'on a soin de le faire écouler quelques heures après l'émotion, ce liquide n'est plus aussi dangereux ; et, enfin, il finit par recouvrer les qualités qui lui sont propres, en perdant celles qu'il avait acquises 2° Pendant un accès de colère, les fonctions sont plus ou moins troublées, le produit des sécrétions acquiert constamment des propriétés très-différentes, et presque toujours délétères : témoin la salive. Cette liqueur est tellement vénéneuse alors, que quelques médecins, d'ailleurs d'un mérite distingué, ont été jusqu'à penser qu'elle pouvait déterminer l'hydrophobie. On sait que la morsure d'un animal en colère, de l'homme même, guérit très-difficilement. Tous les nosologistes, tant anciens que modernes, s'accordent encore à ranger au nombre des causes de la fièvre dite *bilieuse*, les fortes émotions de l'âme, et nous avons connu quelqu'un, doué, à la vérité, d'un tempérament nerveux-sanguin, avec prédominance du système hépatique, qui éprouvait, chaque fois qu'il se mettait en colère, une douleur très-vive à l'épigastre, suivie d'anxieté précordiale, douleur qui disparaissait entièrement par des selles ou des vomissements spontanés d'une matière épaisse, de couleur vert très-foncé ; jamais la santé n'était bien rétablie que par une diète sévère, et 24 ou 30 heures après cette évacuation. Qui ne sait pas que l'hépatite a fréquemment pour cause une émotion vive ou un accès de colère ? D'après cela, n'est-on pas porté à croire que le lait, sécrété pendant que la nourrice est en proie à une forte affection morale, est altéré dans sa nature, et qu'il peut devenir très-nuisible à l'enfant qui s'en nourrit ? Les maladies du premier âge, telles que les tranchées, les convulsions, par exemple, lorsqu'elles ne sont pas dues à la dentition ou à la présence des vers dans le tube intestinal, ne sont-elles pas le plus souvent causées par ce dangereux aliment ? Enfin, qui pourrait assurer que l'épilepsie, cette maladie effrayante, qui, malgré notre civilisation, jette encore, sur ceux qui en sont atteints, une espèce d'aversion de la part même de leurs proches, n'est pas quelquefois déterminée par une semblable cause?

Cette observation, d'ailleurs intéressante par elle-même, prouve : 1° combien l'homme est exposé, dès en naissant, puisqu'il peut trouver la mort dans les bras même de celle qui, après l'avoir nourri dans son sein, se charge de la douce et pénible tâche de l'allaiter ; 2° combien le choix d'une nourrice dont les passions et les mœurs sont douces, est important, quand la mère n'est pas à même de remplir ce devoir sacré ; 3° enfin, que jamais on ne doit s'exposer à vacciner un enfant à la mamelle de sa nourrice, comme cela se fait quelquefois, parce que celle-ci peut éprouver un saisissement qui suffit pour altérer son lait et le rendre essentiellement nuisible à la santé du nourrisson.

Je ne puis clore ce travail, qui dépasse les bornes que je m'étais prescrites, sans y ajouter un de ces faits qu'on n'oublie jamais, fait beaucoup plus grave que le précédent.

CONVULSIONS TÉTANIQUES ; — MORT.

N° 24. Encore convalescent du typhus que j'avais éprouvé à Thorn (1807), je fus envoyé dans les environs de Glogau (Silésie) pour y rétablir ma santé. Logé chez M. le baron Müller, j'y reçus les soins les plus affectueux. Là, était une jeune parente, mère et nourrice d'une fille âgée de cinq mois dont le père, officier supérieur, était attaché au service de Prusse. Gémissant de l'absence de son mari dont elle n'avait pas de nouvelles, cette malheureuse mère, toujours triste et rêveuse, semblait ne vivre que pour son enfant, qui, disait-elle, l'attachait à la vie; mais, sans s'en douter, elle ne lui donnait qu'un lait altéré. Aussi cette frêle créature éprouvait souvent des convulsions, des tranchées, des vomissements ou de la diarrhée; accidents que l'on attribuait à la dentition. En vain les parents cherchaient à distraire cette mère toujours affligée; chaque fois qu'elle éprouvait de nouvelles craintes, de nouvelles émotions, et c'était assez fréquent, la santé de sa fille s'en ressentait. Un jour, en la faisant téter, elle reçut une lettre de son mari qui annonçait son prochain retour. Ouvrir cette lettre et la lire fut ce qu'elle fit aussitôt, sans penser que son enfant était attaché à son sein. *Il vient,* dit-elle, avec l'accent d'un bonheur qu'on sent mieux qu'on ne l'exprime, *je le verrai et bientôt il embrassera sa fille!.... que nous serons heureux!...* Des larmes de joie coulent de tous les yeux; personne ne s'aperçoit que l'enfant, atteint de convulsions tétaniques, a les yeux fixes, ternes et les mâchoires fortement serrées. La raideur du col et de la tête qui semblait y être soudée, les mouvements convulsifs des extrémités, la gêne de la respiration, amenèrent promptement la mort qui termina cette scène déplorable et jeta dans la consternation une famille dont le souvenir me sera toujours cher.

FIN.

TABLE DES MATIÈRES.

OBSERVATIONS.

I. PATHOLOGIE INTERNE.

II. PATHOLOGIE EXTERNE.

III. OBSTÉTRIQUE.

FIN DE LA TABLE DES MATIÈRES.

ERRATA.

Page 7, lig. 6, ait fait, *lisez :* aient fait connaître.
— 19, lig. 4, reproduire, *lisez :* se reproduire.
— 63, lig. 6, qui mourrait, *lisez :* qui mourait.
— 67, lig. 15, il y aussi, *lisez :* il y a aussi.
— 68, lig. 18, muscosités, *lisez :* mucosités.
— 80, lig. 11, et sont, *lisez :* c'est.
— 82, lig. 5, toute, *lisez :* tout.
— 84, lig. 17, des symptômes, *lisez :* de symptômes.
— 89, lig. 2, possible, *lisez :* possibles.
— 90, lig. 6, auraient guéris, *lisez :* auraient été guéris.
— 152, lig. 22, telle, *lisez :* telles.
— 196, lig. 3, d'observation, *lisez :* constaté.
— 208, lig. 23, conduit, *lisez :* enduit.
— 227, lig. 20, anotomo, *lisez :* anatomo.
— 229, lig. 14, coucher, *lisez :* couchée.
— 290, lig. 3, celle, *lisez :* celles.

www.ingramcontent.com/pod-product-compliance
Ingram Content Group UK Ltd.
Pitfield, Milton Keynes, MK11 3LW, UK
UKHW020303230726
13925UKWH00001B/192